清文華泉

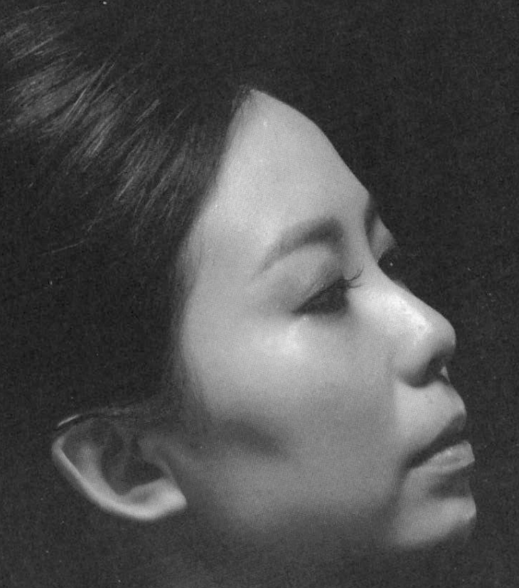

我是催眠師 不是仙姑

催眠源於巫術，卻應用到醫學領域；
催眠儘管看起來神秘，卻是有效的技術；
全民焦慮的年代，催眠可以釋放壓力；
心理性的病症，催眠可以找出內心的癥結；
人際關係的衝突，催眠可以有效地溝通；
自我催眠，你會驚訝地發現自己的無限潛能。

管玲 著

序言

聽聞我的書即將在臺灣出版，十分興奮。在我腦海中一瞬間想起了我在每一家書店讀過關於臺灣或者臺灣作者寫的書，字裡行間無不透露著溫暖。而今我和這個溫暖地方有了更深的連結了，我能透過我的文字，從北京到臺灣架起一座心理學與催眠的橋樑，讓我和此時此刻讀這本書的你有了心靈上的交會，想起來真是奇妙呢。

寫東西對我來說不是件困難的事，算是業餘愛好，我特別喜歡記錄各種案例，也保留每天親手寫網誌的習慣。當我開始動筆寫這本書時，靈感就像泉水一樣湧出。十多年的心理學經驗，幾百個個案，彷彿排著隊在等我把他們寫出來，成為書中的主角。我把這些主角的案例歸歸類，便成了書中的不同章節，這本書就這樣寫成了。

之後有幸的這本書成為了大陸地區的心理學暢銷書，於是我又出版了《簡易催眠術》、有聲書《催眠師的睡眠課》和《走出產後抑鬱》，並且通過一些節目、講座慢慢揭開催眠的神秘面紗，把催眠的科學性分享給每一位愛好者。

記得我上北師大的時候，心理學還是一門感覺特別神秘的學科，能學這門學科，覺得自己特別厲害。尤其是催眠，讓人感覺神秘。

但做了心理學工作者十幾年後，現在如果有人再問我做什麼工作，我有時候不會說我是催眠師。這是由於通常人們知道我是催眠師後，第一個反應是眼睛瞪得大大的問我：「真有催眠師呀！是那個嗎？」然後會伸出手，做出用水晶球擺動的姿勢。繼續的問題通常是：「真的能把人催眠嗎？那個人是什麼都不知道了嗎？催眠能讓人睡著嗎？你不會把我催眠吧？」這些炮轟似的問題一方面表現了人們對於催眠的好奇，一方面有些妨礙我正常交流，彷彿是一種稀有生物，正在被參觀的感覺。

於是，這也成為激勵我寫這本書的一個動力。我想要讓更多人瞭解催眠，瞭解催眠神奇的力量在哪裡。

在這裡，我要正經八百的回答一下大家對於催眠的常見問題，這些話我在生活中解釋過無數次。

催眠是一種心理學調整手段，藉助催眠師的語言引導與暗示，被催眠者會慢慢讓身心達到一種放鬆狀態，卸下心裡的防禦，面對自己潛意識中壓抑的情感，或發現自己的矛盾問題，在催眠師的幫助下度過內心深處的「崁」。情緒平靜了，衝突沒有了，人就平和了。

催眠分為淺催眠，中度催眠與深度催眠，在多數狀況下，被催眠者不會感覺失去意識，他會感覺整個過程自己都清楚在做什麼，即便是在催眠師的指令下產生一些手指會不自覺分開、手臂會不自覺的抬起來、甚至成為鋼板的現象，被催眠者也不會感覺失控與害怕，整個過程中可以清楚的感覺到自己的身心變化。所以說，催眠是讓意識與潛意識同時開啟的過程。

催眠可以讓人睡著，但要看被催眠者所期待解決的問題需不需要睡著。催眠師會瞭解被催眠者希望解決的目標並且從心理學角度共同商討。如來訪者告訴我希望解決失眠，而失眠只是一種現象，引起這種現象的心理學原因有可能是緊張焦慮，情緒壓抑等等各種各樣的原因。我會通過談話與一次完整的催眠流程判斷他失眠的原因，並用催眠消除病因，失眠自然得到解決。因此，催眠也需對症下藥，並且不斷根據個案的變化調整催眠過程，一個不同的暗示語，可能達到的效果都是不一樣的。

催眠的確具有神奇的療癒效果，我在後面的文章中會慢慢介紹。但催眠並非像很多影視作品中所描述，仿佛催眠師有了什麼魔法力量，與仙姑等同。就如同吃藥需要一天一天吃，催眠也需要一次一次做，有時候可能幾次就可以解決來訪者的問題，有時候可能需要幾十次。內心的成長如同我們的身體，需要自己的節奏和過程，心理學有時候是一個長程的陪伴。而我，並不是一個仙姑，我是一個催眠師，一個普普通通的心理學工作者。

歡迎進入我的科學催眠世界。

目錄

Contents

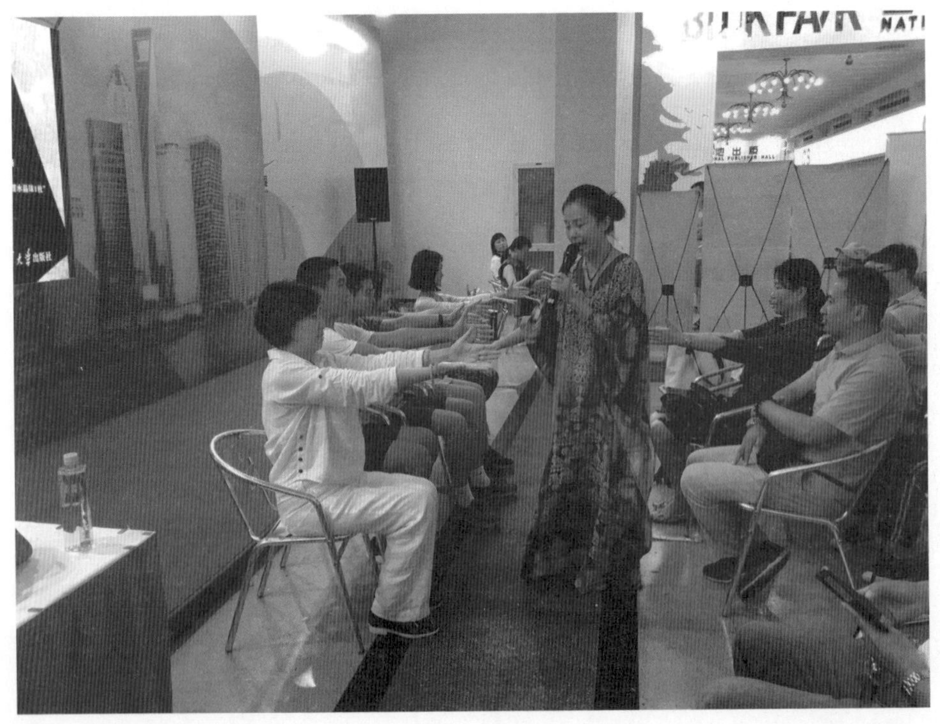

第一章

催眠真的能讓人睡著嗎？

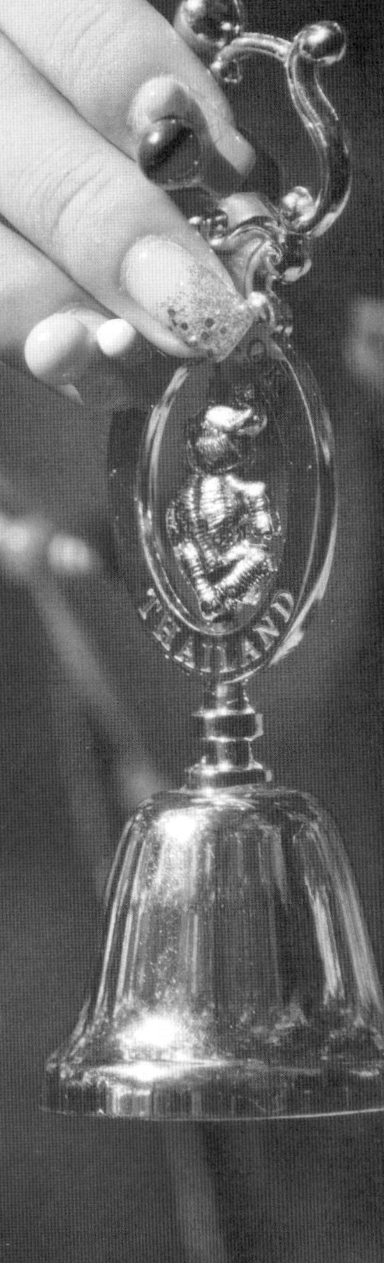

據世界衛生組織最新統計資料顯示，目前百分之二十七的人存在不同程度的睡眠障礙。而在一份關於失眠的調查報告結果顯示，百分之四十五點四的人在過去一個月中曾經歷過不同程度的失眠。

優質睡眠，健康心理。可見，睡眠問題如今成了一個越來越受關注的話題。睡眠問題百分之八十都是由於心理問題引起的。

就像我在自序中說的，失眠只是一種現象，引起這種現象的心理原因卻是不同的。睡不著的夜裡，是你的潛意識在提醒你——起來想一想，心裡到底有什麼事情？

有人明明身體放鬆了，頭腦卻放鬆不下來，腦子裡不斷地放電影，甚至我有很多的個案，身體緊繃，自己卻沒意識到。

這種情況多見於焦慮反應，可以稱之為焦慮型失眠者。

焦慮，是因為心中擔心太多事情。可能是工作，可能是家庭等。有人告訴我因為工作太忙，操心的事情太多而焦慮，其實引起焦慮的原因並不是要操心的事情太多，而是擔心這些事情達不到自己的期待，這種擔心讓自己失眠。

另外一種個案，由於個性原因對任何事情都要去分析一下，在心理學中稱之為高批判區。批判區是我們強大的自我保護系統，批判區過低甚至沒有的人，就會輕信別人而造成自己的傷害，而批判區過高的人，整天在做分析，腦子也會累到失眠。更嚴重的，分析之後會不自覺地評論，評論的背後往往因為不滿而憤怒，如此而導致更多身心上的問題，如頭疼、眩暈等。

高批判的人往往也是焦慮的。

一昧的討好別人，離真實的自己越來越遠，越來越多的糾結與自我否定，有可能成為憂鬱型失眠。

很多人的自卑與童年有關。童年不完整，感覺自己不被愛，於是產生自卑感；父母管教太嚴，經常受挫的孩子也會產生自卑感。這種自卑感伴隨孩子成長，到了成年後仍然不能消除。

就是這種自卑感讓自己去討好別人，或追求不適合自己的優越感。我的一個個案，他內心明明喜歡開武館，卻一直在總經理的位置上糾結努力著，他告訴我這樣才能賺更多的錢。但是工作的不快樂卻讓他失眠。

失眠的人也有很多種性格，有的人性格樂觀。樂觀的人在睡不著的日子裡也許會想：「只是有點睡不著而已，沒什麼。」

甚至他會起床，利用這段睡不著的時光做點自己喜歡的事情。

這樣的狀況確實是一種良好的心態，但在打發失眠時光的時候卻讓自己的意識與身體過於興奮，久而久之成了習慣性失眠。

還有一類明明睡著了，卻非要說自己睡不著的人。他們客觀上睡著了，主觀卻感覺自己睡不著，我會把他們稱作疑似失眠者。這類人雖然睡著了，卻沒有感知，沒有得到睡眠帶來的滿足感，因此他們會固執的認為自己睡不著。

很多個案越努力想讓自己睡好，卻越睡不著。總是想著「今天一定要睡好」、「我一定要十一點之前睡著」，這樣去讓意識努力工作著，反而越不容易放鬆，並且如此在意，稍被影響就開始有情緒波動，甚至不自覺的把注意力集中到影響自己的事情和聲音上，更加難以入眠。殊不知，意識與潛意識相伴相生，睡眠是放下意識開啟潛意識的過程。因此越是努力，意識越強大，便越難入睡。換句話說，想安然入睡不是要去努力，而是要去放下。

總之，失眠的人是各種各樣的。我的一個學妹開了一個睡眠中心，但沒過多久她就找到我，說自己學習了催眠技術，卻不知道怎麼用催眠去解決這些問題。我回答她，這就好比老師給你一堆治病的藥，你卻不知道如何對症下藥，想對症首先你要瞭解失眠者的「症狀」，並且知道這種「症狀」用什麼樣的「藥」才能解決。也就是說，針對不同失眠原因的個案要用不同的催眠方法去解決。

那麼，催眠如何解決失眠問題，催眠真的能讓人睡著嗎？

一百個人裡有九十個問過我，催眠真的能讓人睡著嗎？

或者有人直接對我說：「快給我催眠一個吧，我正好睏著呢。」

是的，我很肯定地告訴你，催眠可以讓人睡著。大家想不明白，怎麼憑我隨便說說話，對方就睡著了呢？於是，催眠開始被大家神化了。在這裡，我要開始破除這個神話。

首先，催眠有一個技巧，叫作「資訊超載」。什麼叫「資訊超載」呢？比如，你去開會時間長了，這時你頭腦裡吸收的資訊過多，你就開始聽不進去了，然後潛意識產生「逃跑」反應，於是你開始想睡覺了。等到下一次再開會，你又產生了這種反應，一次一次的會議中，這種反應成為條件反射，你發現自己有了一開會就睡覺的習慣。剛才我舉的例子屬於聽覺與感知覺資訊超載，另外還有視覺資訊超載，如有人睡前看書看到睡著。

催眠中的資訊超載，也就是催眠師用同樣的語調和語速，對你不斷重複同樣的話，重複多次後換另外的話再重複多次。

這樣如唐僧一般不斷地無內容「叨嘮」，是不是想想就睏了？

當然，光憑資訊超載技術是絕對不夠的。我曾經有過一個高批判型的個案，第一次催眠後回饋說：「我一直在想，您為什麼一句話說那麼多遍。」對每一件事都去分析，甚至催眠中都習慣性地分析我的引導語，腦袋不累才奇怪。單一手段對個案沒有效果，因此，下一項技術就要用到了。

第二種技術：呼吸引導。

我們如果仔細回憶，睡眠時的呼吸和平時呼吸是有差別的。有經驗的催眠師可以透過觀察呼吸瞭解個案是否睡著了，因為睡眠中的人呼吸更深，更多是使用腹式呼吸，而平時我們多用胸部呼吸，我觀察到有些呼吸習慣不當或者焦慮狀態的人，往往呼吸更淺。緊張時呼吸變淺，屬於身體應變刺激的直覺本能，但長期如此甚至會形成習慣而不自知就可能導致一系列問題。

讀到這裡，你可能已經開始體會自己的呼吸，那麼下面就請跟我繼續這樣做吧！生活中很多朋友在緊張時自己做幾個深呼吸幫助放鬆，催眠師利用的正是呼吸引導這種方法，在催眠過程中不斷引導來訪者呼吸加深，並配合身體放鬆與其他技術。

對於不同個性的人呼吸引導方法也是不同的。就像我前面提到，高焦慮的人大多過於努力，特別想要配合，這樣反而不能放鬆。有個案告訴我：「我越刻意呼吸，感覺越緊張。」

因此我對於這類人的引導語往往是間接暗示：「不用刻意去做，去觀察你的呼吸，當你開始感受自己的時候，你會發現你的呼吸慢慢加深。」而缺乏內部動力的人，則需要更多直接暗示：「你可以主動深吸一口氣，幫自己放鬆。」

有時候我覺得心理學和中醫有些像，我的一個中醫朋友告訴我，真正的中醫是在診療中對患者的個性與身體都做瞭解，這其實就是心理學中身心互相影響的道理。

除了剛才所說作用引導語，其實還有很多讓個案不知不覺中被呼吸引導或者說被催眠的方法，例如呼吸同步技術。

呼吸同步屬於更間接的暗示技術，催眠師會先配合個案的呼吸節奏說話，之後慢慢加深自己的呼吸節奏，個案在催眠師的語言中感受到這種節奏而無意識地與催眠師同步。

第三種能讓人睡著的技術：注意力剝奪與專注力引導。

還記得電視裡催眠師舉起水晶球說：「看著我的水晶球。」

看過這樣類似的場景嗎？你以為水晶球裡有什麼魔力，其實當個案按催眠師的指令去看水晶球的時候，個案的注意力已經成功被催眠師帶走了，我們稱之為注意力剝奪。當個案的注意力被催眠師掌控後，個案逐漸進入了催眠狀態。水晶球、懷錶、筆、手指，甚至隨便的某一點，都是這個原理。

你這樣聽著可能心裡有些不爽，原來我認為那麼神秘的事情，你們催眠師就是想引起我注意呀。對了，這就和課堂上老師說：「注意看我這裡」一樣簡單。如果這種簡單的方法能引起你的注意，那是最正常不過的事情。相反，如果催眠師怎麼做都不能引起對方注意甚至無法交流的人，才是有很大問題的人，這種問題我們在醫學中稱為自閉症。所以，根據催眠師的指令能很好地運用注意力，正是一種健康狀態，同時，也是一種注意力訓練。

我們現在來試一下，請在讀這段文字的時候，將你的注意力集中在自己的咽喉，對，完全集中到自己的咽喉，你會感覺到咽喉發乾，甚至有吞咽的感覺。怎麼樣？感覺到了嗎？

催眠師就是這樣，從水晶球凝視開始，在催眠中用類似剛才咽喉感知等身心感知的引導，訓練個案的專注力。就像我前文提到的，睡覺前腦子裡不斷想事情的人，不但不容易入睡，平時做事通常也是無法專心的。當個案的注意力一次次跟隨催眠師的時候，個案慢慢無暇再胡思亂想，從而達到放下意識，身心放鬆的效果，這就是專注力的訓練。

另外，反覆加深喚醒技術也是很好的讓人放鬆甚至睡著的方法。

你有沒有這種體驗，本來應該早上七點起床，但是六點的時候被吵醒了，再次睡一覺之後發現又睡過了。這就是催眠中反覆加深喚醒的原理。本來已經很放鬆，我非要讓你睜眼，等到再閉眼的時候，個案就進入了更深的催眠狀態。這樣反覆多次，個案就會走得很深，也更容易睡著。當然，那一瞬間的睜眼個案仍然在催眠狀態中，而不是徹底清醒。另外，催眠還有身體僵直後放鬆技術，也是類似的道理。

上面說的這些技術，只要你掌握一個並去自我調節，就會有很好的助眠效果。不過催眠不是這麼簡單，催眠師會根據個案的情況選擇運用技術，並且經常有同一時間運用多種技術的情況。

我曾經有一個高焦慮型失眠並伴頭疼的個案。他是家裡長子，畢業於名校，畢業之後長期從事科研工作，長期高速思考的習慣讓他意識非常活躍，很難放鬆入眠。幾次催眠我發現他很難放下意識，於是我為他做目光凝視剝奪注意力的同時與他呼吸同步引領呼吸，同時用語言載入資訊並配合手臂感知的指令。也就是說他的注意力、呼吸、身體與頭腦都被我同時占用，有時間思考才怪。我要做的正是讓他停止思考。

果然，那次催眠他順利保持了不思考狀態，頭腦得到了放鬆。

剛才我說了很多能夠讓人睡著的催眠方法，但我現在要突然地告訴你，治療失眠並不一定讓個案在催眠過程中就睡著。

這樣，也許你就驚訝了，我失眠，就是想讓你幫我睡著呀。是的，催眠師要幫助失眠者睡著，但並不一定是在催眠過程中睡著，而是讓個案經過催眠調整後，能夠不再有睡眠障礙，回家好好睡覺。

催眠不等同於助眠音樂的效果，聽聽就睡去，催眠是在催眠師的引導下幫助個案察覺影響自己睡眠的問題，並且透過多次練習而得到改善。這樣當個案結束治療後，他已經形成新的認識與習慣，即使沒有催眠師也不會再失眠。

我曾經有一個失眠個案，她是一家銀行的行長，找到我的時候已經有兩年必須藉助抗焦慮藥物才能入睡。我問她通常晚上幾點睡，她回答：「幾點吃藥就幾點睡。」另一個有效資訊是她向我表達：「我一開始不是睡不著，是捨不得睡，老想孩子睡著後多玩玩，後來形成習慣，想睡的時候也睡不著了。」我瞭解到，她平時工作很忙，經常加班，有時候到夜裡才回家，有孩子之後更覺得沒有自己的時間了。

第一次為她做催眠時，她在後半程完全熟睡，醒來之後她能夠意識到自己睡著，而且感覺很舒服。

在這裡我想我有必要提一下關於安眠藥的問題。我接到過的失眠個案中多半都曾經不同程度地服用過安眠類藥物。

明知道藥物不好，停藥後仍然會失眠，但服藥者仍然去吃藥，他們告訴我自己實在沒有辦法，失眠太痛苦了，他們需要睡著。

是的，安眠藥物只能讓你睡著，卻不能讓你好好睡覺。

佛洛伊德曾經說過，睡覺是人壓力釋放的過程。我們平時累積在心中的壓力會轉化成夢，身體透過夢的釋放與清除從而得到壓力的清除。也就是說，人人都會產生夢。身心健康的人壓力清除得好，因此會感覺一夜無夢睡得很好；多夢並且很累的人，往往是壓力沒有很好地清除。還有一部分人介於兩者之間，因此會感覺自己做夢了，但忘記了夢的內容。

然而，用藥助眠的人，往往會造成藥物性無夢，在這種情況下，壓力會被藥物壓住無法釋放，長期壓力得不到釋放，不但不能體會到安睡的美妙，並且一旦停藥就馬上無法入睡。

話題再次回到這位失眠的行長。之後的兩次催眠中，她越來越快地睡著，甚至剛聽到我的聲音就開始入睡了。她對我說：「不知道為什麼，我一聽你的聲音就特別睏。」催眠個案確實是認聲音的。當一個個案經常被同一位催眠師催眠，突然更換催眠師，個案會感覺非常彆扭甚至無法被催眠。

這裡我想起一件趣事。有一次我去給教育部的心理老師們培訓，在互動環節中，我開始提問，大家都答得非常好，只有一位老師，我提問到她時，她睜著朦朦朧朧的眼看著我說：「我怎麼一聽您說話就開始走神，那麼睏啊。」她想了想又說：「是因為前兩天您幫我做個案催眠了嗎？」確實，這些被培訓的老師中，只有這位老師不久前曾找到我做個案催眠，加之長期心理學基礎讓她容易接受催眠暗示，因此對我的聲音格外敏感。

我長期帶的微信群體裡大多數人都接受過我的催眠，每當我在微信裡發語音，他們經常打趣說：「管老師，我睏了。」

三次催眠之後，行長週末去了大理玩。我發微信問她在大理睡眠如何，她告訴我睡得特別好，也沒吃藥。她說：「我覺得吃藥就是一種心理作用，說不定別人偷偷換了我的藥，我吃了也能睡著。」

大理回來之後，她急切地約我。種種資訊表明，她在找一個心理依賴，從而拒絕面對自己內心真正失眠的原因。藥物、旅行、催眠都是她心理依賴的一部分。回憶起前幾次催眠，她兩次強調：「我覺得我沒什麼煩心事兒，我也不知道這是怎麼了。」她是真的意識不到，還是不願意多想？於是，催眠中我決定不讓她再睡覺了。

第四次催眠時，一如所料，我才開始不到五分鐘，她就開始打瞌睡。我提高聲音說：「你沒有睡著，你聽得到我說話，對嗎？」她一抖，點點頭。可是一會兒她又開始瞌睡，就這樣我反覆叫醒她的意識。為了循序漸進，讓她不要感覺太突然、太不舒服，我在催眠後半程讓她睡了一會兒。我想她肯定覺得，平時催眠都能讓她舒舒服服地睡一覺，今天老是叫醒她，太討厭了！可能我的其他個案有時候也有這種感覺吧。為什麼人家失眠的人來我這裡治療，好不容易能在催眠中休息一下，我反而要不斷叫醒她呢？

這就是我在前面所說的，催眠不是讓你在我這裡睡覺，而是讓你的意識和潛意識同時開啟，來解決問題。意識和潛意識是什麼呢？簡單地說，意識就是「我應該怎麼做」，潛意識是「我想怎麼做」。比如，每天早上，我們會強迫自己起床上班，這個就是我們的意識層面的想法與指令，「我很睏，不想起床，再睡一會吧」這個就是咱們潛意識層面的想法與指令。這時候，我們的意識與潛意識發生了衝突，也就意味著我們的內心會有一些衝突產生，我們會思考應該怎樣做，但是心裡又不情願這樣做，這個時候，壓抑的情緒就開始慢慢地積累起來。

催眠正是要用我介紹過或沒介紹的一些方法，讓意識放鬆下來不再壓抑住潛意識，並且面對和瞭解潛意識真正的需要，讓意識與潛意識達成一致，從而消除內心深處的矛盾。

在催眠中睡著雖然可以加深個案放鬆程度和對催眠的信賴感，但如果運用不當，個案長時間處於無意識的睡眠狀態，會阻礙意識去面對潛意識的需要，成為個案逃避解決問題的藉口。我曾對很多人說過，催眠是幫助你自己解決問題，解決問題的過程一定需要付出和努力，如果一直輕鬆舒服和聽聽音樂一樣，那不如去聽音樂助眠好了。

第五次催眠中，我更多地給行長不能入睡的暗示，基本保持她全程不睡著的狀態。五次催眠後，行長忽然開始找加班等各種理由拒絕來工作室催眠。我知道，這是她認識到催眠不會像安眠藥一樣，不需要努力，就輕輕鬆鬆地給她想要的結果。她沒準備好，她需要時間。我沒有催促她，心理學最需要的是自我動力。

半個多月後，我又見到了行長。她說：「這兩天我更睡不好了，我總看到身邊坐著一個人影。」「什麼樣的人影？」我問。

「就是坐在這把椅子上，頭垂著，很可怕。」說到這裡，我已經知道她所說的「人影」是什麼。

我讓她坐在椅子上開始催眠加深，不同以往，這次她沒有睡著。加深到一定程度後，我讓她躺到椅子對面的沙發上。

我說：「看看你對面的椅子，閉上眼睛，想像你剛才坐在椅子上的樣子。」

我看到她皺起眉。

「想像出來了嗎？」我問。

她點點頭。

「坐在椅子上的自己是什麼狀態？」行長皺著眉有些顫抖地說：「我不敢看。」

「害怕嗎？」我問。

「害怕。她就是我晚上看到的人影。」

「晚上你看到的是你自己催眠中的樣子？」我問。

「對。」「為什麼感到害怕？」「我感覺這個影子特別灰暗。」行長回答。

「你看看她的臉，是什麼表情？」

我在意象中引導她。我看到她閉著的眼皮裡，眼珠轉動了幾下，默默地流下了眼淚。

「她好像，在流淚。」行長流著淚回答。

「你知道她為什麼流淚嗎？」我問。

行長輕輕抽泣一下說：「她覺得沒有人看到她，她很難過。」

「你現在還覺得她恐怖嗎？」我問。

行長搖搖頭說：「我覺得她很可憐。」

「你看到她了，對嗎？」

行長點點頭說：「她好像……不那麼難過了。」

「為什麼？」我問。

「因為她覺得終於有人理解她了。」行長說。

「你看她現在有什麼變化嗎？」我問。

「她好像不那麼灰暗了……表情也柔和了。」

「好的，現在我從一數到三，每數一個數字你眼前的意象會開始飄遠。」

我幫行長漸漸離開她的潛意識意象，並用其他技巧幫她身心放鬆平靜，最後強化她內心的安全感。

喚醒之後，行長沉默了一會兒，然後告訴我，她現在覺得非常累，這不是她想要的生活。「我總是在加班，連陪孩子的時間都沒有，更何況給自己的時間。」

「你喜歡這份工作嗎？」我問。

「沒什麼喜歡，畢業後父母安排的，一直做到現在。不做怎麼辦呢？」她回答。

自己內心知道不願意，卻無法控制地這樣做，想想看也許是因為自己的野心。對於金錢、名望、別人期待的追求，勉強著自己做不喜歡的事，成為不開心的野心家。而這種並不想要卻似乎必須的追求，大多是沒有安全感造成的。渴望金錢與別人的肯定彌補自己的自卑與安全感。追求的越多，越發遠離自己的內心，發現自己不快樂，內心的安全感不但沒有填補，反而越來越空虛。

之後的催眠中，我會用諮詢談話幫助她梳理思緒，並且用催眠增強她心中的安全感。一週期十次催眠後，她順利停止用藥。「自從意識到這些之後，我開始睡好了。」她說：「工作中以前著急完成的事情，現在想想沒什麼。」內心有了安全感，自然不再迫切地去追求，心裡沒有了著急與擔心自然好眠。

從上述案例可以看出，催眠不是讓人睡著，而是發現問題解決問題的心理學方法。至於提過的技巧，比如怎樣使用催眠增加心中的安全感，我會在後面的幾章慢慢談。

剛才說的是一個長期壓抑自己真實需要的失眠者。就像我之前說的，失眠是一種現象，而引起這種現象的原因是不同的，從業十多年，完全相同的個案我也沒有見過。

我前文提到過的那位失眠的科研人員情況和行長就是不一樣的。前文說過，研究員畢業於清華大學，從小是家裡的長子，帶著弟弟妹妹，畢業後從事和自己學歷相關的科研工作。

他找到我的時候不但出現了睡眠問題，而且已經持續頭疼有一段時間了。

第一次心理諮詢，他滔滔不絕地說了很多話，他告訴我自己的頭好像硬硬的石頭一樣又疼又重。

「喜歡你的工作嗎？」

我問。「怎麼叫喜歡怎麼叫不喜歡？」他這樣說，之後給我講了很多關於工作與喜好的博弈關係，但沒有直接回答我是否喜歡。「我看過很多醫生，說實話，對任何治療我都將信將疑，包括催眠。」他對我說。

第一次催眠，研究員身體完全呈僵硬狀態，任何指令在他身上效果甚微。被喚醒後告訴我：「我知道了，催眠就是和我以前練瑜伽有些像。」他把每個環節分析了一下，還告訴我：「你要我在意象中下樓梯，我努力想著樓梯的樣子，腦子更疼了。」

「催眠過程中你有什麼樣的感受嗎？」

「感受？」研究員想了想說：「我覺得我沒有被催眠，但我會堅持做一個週期。」

「催眠過程中能做到專心嗎？」我問。

研究員搖搖頭說：「我一直在想事情，不自覺地，好像放電影一樣。」「睡前是不是也有同樣的情況？」我問。他點點頭說：「是的。」

從第一次催眠與回饋中，我們已經可以觀察到，研究員屬於我前文說過的高分析批判型的人。工作與喜好的關係分析，自己治療態度的分析，催眠過程的分析，腦子裡對任何事情都要分析，自然會累到頭疼失眠。他的意識太活躍了，我必須幫他放鬆意識，同時訓練專注力。有人曾經問我，失眠的話去運動運動有用嗎？我回答，運動是個好方法，但運動這種方法對於有些人是無效的，因為有些人只能透過運動讓身體放鬆，頭腦並不能隨著身體放鬆下來。我們催眠要做的，就是讓頭腦也放鬆下來。

第二天，研究員如約而至。我從強化他的軀體反應開始，並配以眼擺技術。眼擺技術就是在電視上經常見到的，催眠師拿著水晶球或懷錶在個案眼前擺動。這項技術是根據視覺不同方向對應不同腦部反射區而設計，有平行眼擺、弧形眼擺、圓環眼擺等，分別會刺激腦部不同反射區，修復個案情緒區、記憶區、聽覺區等，不同的擺動速度也會有不同的加深和減敏效果。

幾次催眠後，研究員身體開始放鬆下來，回饋自己感覺一次比一次進入催眠狀態。「但我覺得我的手臂是我自己刻意抬起來的，我是為了配合你。」他告訴我説。

「過程中分心了嗎？」我問。他點點頭説：「還是過電影一樣，但比第一次好一些。」

為了檢驗他專注力提高的效果，我在催眠中經常讓他用點頭搖頭回饋給我是否專注。我發現他在眼擺之後會有短時間的放鬆意識，而其他時間並沒有太

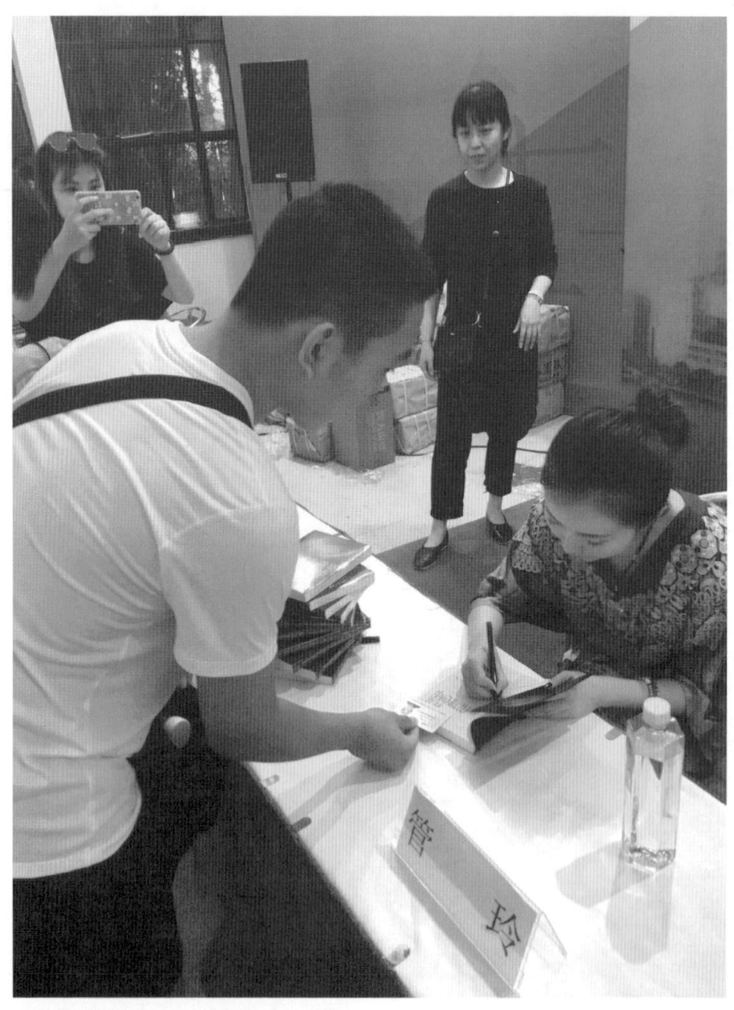
管 玲

大進步。通常的個案會在第三次催眠之後慢慢地浮現潛意識畫面，而研究員在第五次催眠還是沒有潛意識出現。我知道，我必須用更強大的手段撼動他。

第六次催眠時，就像我前面說的，我為他做目光凝視剝奪注意力的同時與他呼吸同步引領呼吸，同時用語言載入資訊並配合手臂感知的指令。目光凝視是催眠師最強大的凝視技術，也被稱之為目光凝視挑戰，催眠師讓個案看著自己的眼睛，而催眠師的目光不但要堅定有力，同時要先做到自己頭腦中什麼都不想。眼睛是心靈的窗戶，個案會直接從催眠師眼中接收到這種頭腦放空的資訊，並且隨著呼吸同步而與催眠師頭腦同步。頭腦中什麼都不想不等於眼神呆滯，不然不能稱之為凝視，催眠師要用堅定的目光把資訊傳達過去而不受對方影響，這對催眠師本身要求也是非常高的。

目光凝視需要在雙方建立好關係上才能進行，在信任關係沒有建立前進行的話，個案會感覺非常不自在。當我為研究員做目光凝視的時候，我發現他眼神開始閃躲我的眼睛，每當這時我會堅定地對他說：「看著我的眼睛。」一會兒之後，他進入狀態，開始同樣凝視著我。這裡再強調一下，催眠師必須在頭腦放空的情況下完成目光凝視，任何猶豫或思緒都會被個案讀到，最可怕的莫過於在目光凝視下有感情傳遞，那真是畫面太美不敢看。

兩組目光凝視後，他手臂開始抬起，我邊繼續手臂抬起抬高的指令邊把他手臂壓下來重新抬起，這是為了打破他刻意配合抬手臂的現象，就好像小時候老師對你說：「做的不對，重做！」兩次壓下之後，我讓他繼續完成手臂抬起。

這次催眠喚醒之後，他高興地說：「我終於找到手臂自己抬起來的感覺了！我終於知道什麼叫腦子裡什麼都不想了！」

找到這種感覺後，他忽然對催眠產生了極大的信任感，這在心理學上是非常重要的。心理學本來就是一種心中的感受，改變了個案的感受就治癒了個案。

之後的催眠中，我繼續強化這種感覺，他對催眠的信任與自身的性格使他堅持而努力，十五次催眠後，他不再失眠，頭也不疼了，成功地達到了自己的目標。而且他告訴我，現在已經學會了怎麼去放鬆，朋友們都說他的情緒比以前平和了。

目光凝視在生活中也是非常好用的技術，我助教香君的孩子很小的時候經常哭鬧，有一天夜裡她給孩子餵完奶，實在睏了，不想去抱著哄孩子，就把不到一歲的女兒放在自己身邊，用溫柔的目光看著女兒的眼睛，她發現女兒竟然也這樣看著自己。於是她心裡想著我很睏了，我要睡覺，眼神也傳達出了這樣的資訊，過了一會，她慢慢地閉上眼睛，發現孩子真的睡著了。越小的兒童越處於潛意識開放的狀態，特別是夜裡，屬於潛意識最為活躍的時刻，這時候對孩子的一些催眠小技巧是十分好用的。從這次之後，香君經常用這種方法哄孩子入睡，告訴我效果非常好。家裡有嬰兒的媽媽們不妨試一試。

失眠的原因是多種多樣的，我還曾經治療過憂鬱症失眠者、驚恐型失眠者、幻聽型失眠者等。

很多失眠者會對我講起他們的夢，並且問我什麼意思。

一直以來，人們對於解夢都有著強烈的好奇心，甚至希望透過釋夢指引自我與未來。實際上心理學中最早介紹夢的是佛洛伊德著名的《夢的解析》。心理學中，更多地把可以記住的夢指向無法釋放的情緒，也就是潛意識。

我們知道，白天我們清醒的時候，大多時間使用意識解決問題。而意識是用邏輯來聯繫的，因此在講道理的時候人們會用是否合邏輯來衡量。

而潛意識並不是這樣，潛意識是透過情緒情感來互相連接，也就是所謂的同理心。試想一下，當你要打針的時候你是什麼樣的？是否想到了以往打針的恐懼情緒？這是自我的同理心。或者有時候，當你聽到別人對你講一件熟悉的事情，你會想到自己從而產生情緒，這是對他人的同理。

因此，你經常感覺夢荒誕可笑，不合邏輯，是因為夢屬於潛意識釋放，夢更多的表達的是你的情緒。所以我經常會告訴希望我解夢的人不要去想夢裡發生了什麼事情，而是想想這些事情對於你意味著什麼，夢帶給你的情緒是什麼。這與潛意識意象十分近似。

你有過忽然驚醒，夢已經模糊了，但深深記得那種感覺的時候嗎？

有一個個案曾經問我：「我夢到有人租我的房子不給錢，現在我心裡很難受，怎麼回事？」我問她最近這種難受出現在什麼時候？她告訴我，她面臨結婚，但家裡都覺得男朋友沒錢，因此產生了這種難受情緒。

看，被壓抑的情緒在夢中得到了表達。回想一下你最近做的夢，你的夢想要對你表達什麼呢？

或多或少地，我們都經歷過不同程度的失眠。失眠的夜裡，也許是我們離自己內心最近的時候。這是一個接觸自己潛意識的機會，好好體會一下失眠夜裡自己的心情與狀態，是緊張還是悲傷？和內心深處真正需要好好談一談，想一想我們所追求的東西真的值得我們用失眠來作為代價交換嗎？談過了，放下了，也許你自然就會得到優質的睡眠。

祝大家夜夜好眠。

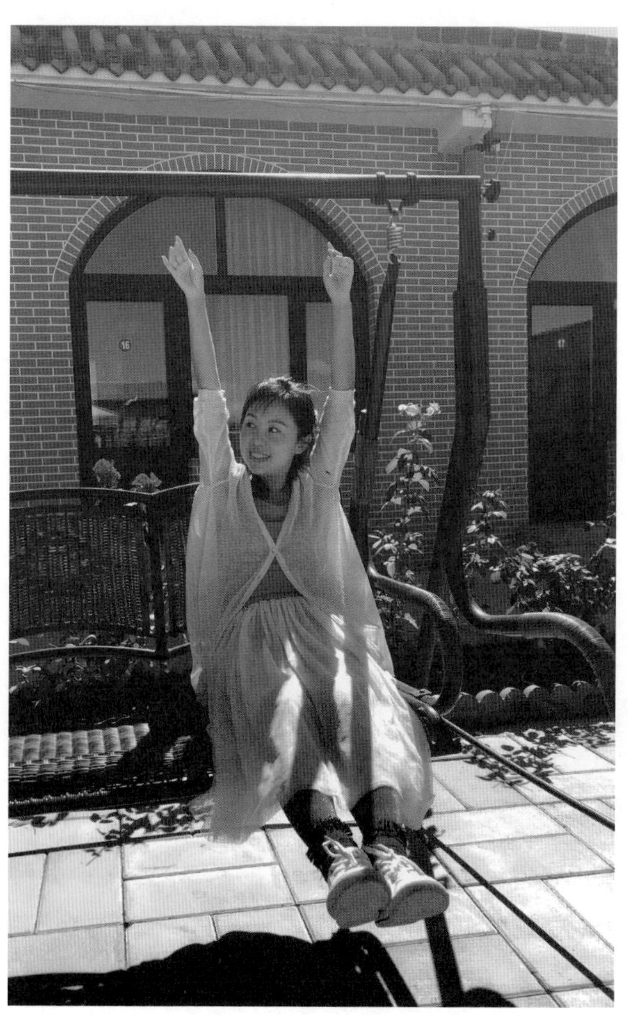

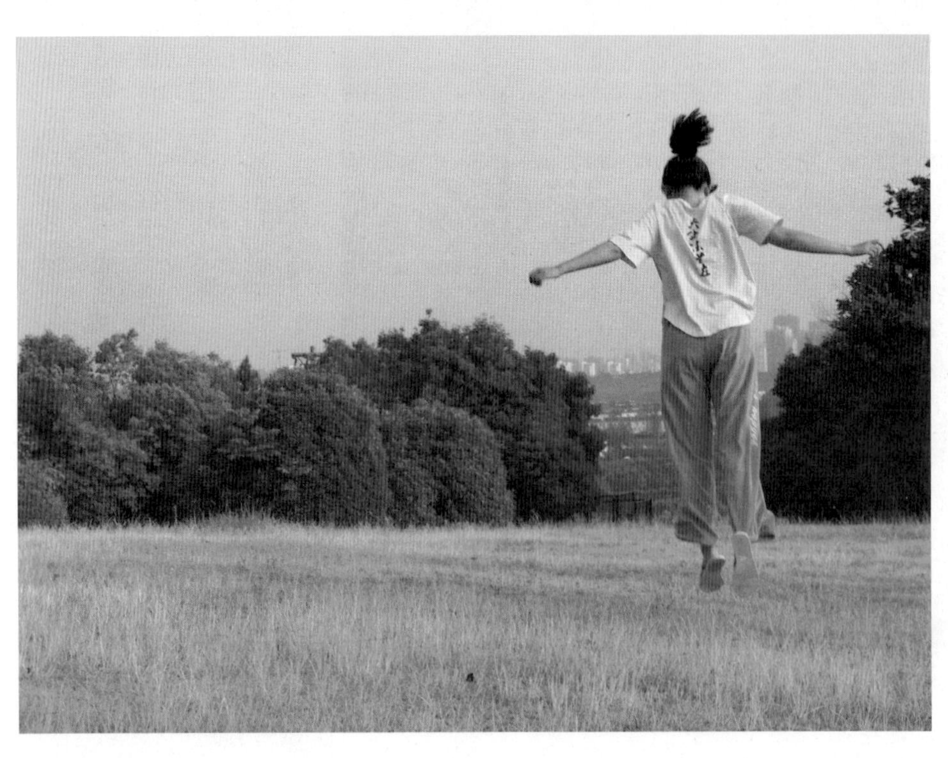

第二章
全民焦慮的年代

從業十多年，接手數百個案，我發現老年人也好，年輕人也好，很多人的生活中充斥著焦慮、不安。

據二〇一二年公布的一項調查資料表明，過勞死、亞健康、自殺等都與焦慮情緒有關。英國醫學雜誌《刺胳針》的調查顯示，目前每十個人中就有人患精神障礙疾病。

電視節目《非誠勿擾》裡孟非說的一句話讓我印象深刻：

「小時候擔心孩子讀書，孩子大了又擔心他找房子，自己家裡也擔心著，老人也擔心著，房子也擔心著，車子也擔心著，好像從出生到死都在擔心。」因此有人說，現在已經進入全民焦慮的年代。

我接手的無論個案還是參加集體催眠的來訪者，百分之九十五的人處於不同程度的焦慮狀態。他們都是因為什麼而焦慮呢？

最常見的焦慮是對孩子的焦慮。

我所接觸的來訪者，即便不是來為孩子諮詢，只要是為人父母的，談到孩子，或多或少都存在焦慮感。我幫別人上親子課的時候，更是孩子問題交流大會：孩子不聽話，情緒不穩定，不愛念書，老師那邊也給壓力……一系列的問題經常出現一石激起千層浪的局面。記得有一次幫我舉辦親子沙龍的負責人悄悄找到我，對我說：「家長們說孩子，有的話您就聽著，他們也就是發洩一下焦慮，未必想解決。」親子中心的負責人竟然用如此專業的名詞說出了如此直接的問題。

包括生活中我經常聽朋友和我嘮叨孩子的問題，當我問：「那你打算怎麼做？」很多回答是：「咳，我就是和你嘮叨嘮叨，你不是心理醫生嘛。」

透過無目的傾訴而降低壓力，不失為一種心理學方法。在朋友間這種降壓方式居多，而隨著付出成本越高（金錢、路途、有效時間），來訪者的目的性也隨之增強。這就是心理學中收費越高越有效果的原因之一，更多的付出意味著更多解決問題的心理動機。

因此，很多付費家長的期待是：「告訴我個方法讓孩子聽我的話。」控制，是我見到大多數家長存在的心態。我理解，這是基於強大的愛而來的擔心。

很多家長控制孩子而不自知。我和一個朋友帶著她的小女兒去海南玩，她對我說：「我什麼都由著孩子，我給她特別多自由，她想做什麼我都滿足她。」可是我卻看到當天晚上，她的女兒在夜市的攤子上看上一條十塊錢的項鍊，她覺得不好看而給孩子選了另外一條。

如果讀書的你正好是一個家長，請回憶一下，你有沒有經常幫孩子做選擇，還振振有詞地說著自己的道理？我經常回應家長：「如果孩子什麼事情都聽你的，你放心嗎？」通常這時候，對面的家長會想一想說：「也對。」不聽話，其實是孩子自主中非常重要的一部分。

我曾經有一個個案是個中年女子，為了換工作而焦慮找到我。談話中她告訴我，她害怕父親接受不了她換工作的事實，這就是她焦慮的原因。「我從小到大都是一個聽話的好孩子。」

個案對我說：「在整個大家族中我都因為聽話懂事而成為榜樣，其實我一點都不想這樣，我想做我自己。」有句話說，父母眼中我們永遠是個孩子。但真的已經是成人，卻還像剛才我說的個案沒有過父母這關，可能會影響心裡某些地方的成長。

每當父母送孩子來我這裡做個案的時候，我都會先告訴他們，家庭是一個系統，要想孩子改變，自己的方式也必須改變。

慶幸的是大多家長都十分配合，甚至很多家長還不用我說就會自我檢討說自己的方式有問題，希望我能一起指導。即使這樣，治療過程中仍然存在著家長很著急，孩子很抗拒的現象。

我所接觸的第二大焦慮問題，是離婚與分手焦慮。

心理學測算，離婚所帶來的壓力僅次於喪失重要親人，排名壓力問題第二。這裡我要為常被指責為「負心漢」的男性說句話，男性朋友離婚所面臨的社會壓力會高於女性。「我不想離婚，是她一直提，我實在不知道怎麼辦，她老是懷疑我，老是跟我鬧。」很多男士來我這裡尋求方法。

而處於被離婚階段的人並不比剛離婚的人壓力小，很多甚至高於離婚後。「一年多了我都是這種狀態，我看到房子要塌了自己無能為力，我實在太難受了。」一個個案對我說。

這就像打針之前的緊張感，判死刑之前要死不死的感覺。

而對於沒結婚的年輕人來說，失戀就是天塌了的事。愛得死去活來，分手天崩地裂，真是讓我由衷地感歎：「年輕真好。」

「您救救我吧，我肯定是您接手過最典型的案例。」一個失戀的小伙子和我說。

瞬間，我那些幾年沒出門的社交障礙，暈倒的歇斯底里患者，開車自殺的重度憂鬱患者都被他排在了後面，然而他自己就是這麼覺得。「我年輕的時候也覺得失戀是天塌下來的事。」我表姐對我說：「有一次分手，我一個星期沒怎麼吃飯，就是躺床上哭。現在……前兩天我孩子得了肺炎，我急得像熱鍋上的螞蟻！比失戀痛苦一百倍！」經歷過的人可能很多都像我表姐一樣，看不得年輕人分手的悲悲切切。

「每段感情都值得被尊重。」我的一個好朋友對我說。

是的，情感是人潛意識裡最基本的需求，而兩性情感又是人最核心的情感關係。因此，對於一些人失戀分手的傷痛確實不亞於離婚分手。在這裡我只想說，因為懂得，所以慈悲。

從我剛才所說的兩大焦慮問題我們可以看到，親子焦慮也好，兩性焦慮也罷，都屬於人際關係焦慮。而親子與兩性關係是人際關係的核心，因此成為最常出現的焦慮原因，真是越重要越不安。

另外，也有很多個案因為同事，朋友關係而焦慮。這種情況不像親子或夫妻屬於一對一焦慮，而多由於不融入同事圈、朋友圈這種被隔離於群體之外的不被認同感和孤獨感產生的焦慮。「他們人都很好，只是我和他們真的沒得聊。」很多個案會這樣和我說。

比起真的受群體排擠和算計的情況，自我感覺不融入的人會更多地找到我。每個人都會透過社會認同找到自己作為社會人的位置，他們很苦惱。

上學階段的青少年也有類似的情況。一個明星高中的高三學生對我說：「大家都在比成績，我真的壓力很大，我覺得人與人之間不應該是這樣的。」學生本來就面臨內心成長的變化期，他們的身心不如成人穩定，長時間處於焦慮狀態非常容易產生厭學甚至自殺傾向。

個體心理學的阿德勒說過，我們活在群體社會中，誰都很難脫離他人而生活，學會良好的人際溝通與合作至關重要。

前一段時間我接手一個夫妻關係的個案，妻子找到我，喋喋不休地傾訴著她老公不滿自己給予老公的「意見」。

「為什麼要給你老公那麼多建議？」我問。「我想給他最好的解決方法呀。」個案回答我。「你認為你的解決方法是最好的？」我說。個案一愣，沉默一下說：「應該是。」「你和我說話的時候我感覺交流很順暢，你和老公交流的時候你也是這種方式嗎？」我問。她一笑說：「肯定沒這麼平靜。」「為什麼呢？」

個案想一想說：「可能著急讓他接受我的觀點。」

「那你有沒有聽他的觀點？」我問。個案回答：「應該是經常打斷吧。」「剛才我們交流了二十分鐘，我幾乎都在聽你說話，你感受到了什麼？」我問。

「尊重，還有被關注，被接受。」個案說。

「如果我總是打斷你的話，直接給你建議，你會接受嗎？」

個案點點頭說：「我明白了。」

阿德勒說，每個人都在選擇自己認為的優越感。也就是說，我們都會按自己認為最好的方式生活，所以潛意識大都覺得自己的選擇是對的。這就是我們會感到有人把自己的意志強加給別人的一種原因，他們會說：「我是為了你好。」在重要關係中，由於過度擔心，這種強加於人的控制更加明顯。

當試圖說服控制對方的時候，難免帶上急切，一旦發現對方不受控，又不免存在憤怒。「我早說過，你不聽，失敗了吧！」

你可知道對方的自尊心也許就是這樣一次次被打擊。

我用催眠平靜個案的情緒，並且用諮詢幫她自我領悟。

幾次後她告訴我，她對老公說話能夠平靜一些，而且當她心情平靜不急著表達的時候，她開始可以聽進老公的話，慢慢瞭解對方的思維方式，老公說她變得理解人了，他們的關係更加親密了。之後，她又做了二十次催眠成長，接受人與人的不同真的需要一個努力的過程。

記得有一次我幫一班小學三年級的孩子上人際關係課，我問孩子們當情緒不好，不能平靜參與人際的時候有什麼好方法，孩子們的方法真是層出不窮。有的玩遊戲，有的寫字，有的做運動，有的去找朋友聊天……這些我們平時常用的調節情緒方法，孩子用起來得心應手，比起成人他們的彈性更好，能更快地把注意力轉移到輕鬆的事情上，走出不良情緒。

在這裡，我可以教大家一個簡單易行的降低焦慮、自我平靜的方法。

在第一章，我總結了幾個加深睡眠的方法，不知道你還記得嗎？在這裡我們一起複習一下：一，資訊超載（就是把人說暈看暈）；二，呼吸訓練；三，注意力與專注力練習（剛才我提到的三年級孩子們做得就很好）；四，反覆喚醒再加深。這四條你有沒有選擇適合自己的方法試一試？其實這四條加深睡眠的方法只要用好，同樣可以降低焦慮和急躁情緒。

今天我就選取最方便操作的呼吸練習教給大家。

就像我第一章所說的，高焦慮的人呼吸都很淺。現在就請你閉上眼睛感覺一下自己的呼吸，並且回憶一下，自己有沒有胸悶氣短，總想長嘆一口氣的現象？在第一章我曾提過催眠師如何引導個案加深呼吸，現在我就要告訴你沒有催眠師的情況下怎樣主動地進行呼吸練習。

我經常說的一句話是：「面對是改變的開始。」用到呼吸上也是一樣。首先，你要先去觀察你的呼吸，你有耐心，像一個旁觀者一樣去觀察自己的呼吸和身體，而不是急急忙忙地去做什麼。急吼吼地去做，正是你要改變的地方。好了，去觀察吧，給自己幾分鐘，只去觀察呼吸，不去改變或加深。

然後，你會發現，當你真地專注於自己呼吸的時候，你的呼吸會自然地平穩下來，身體也隨之放鬆。每天堅持從五分鐘開始，到十分鐘，二十分鐘，只去觀察自己的呼吸。當你持續做的時候，你會發現呼吸一天天得變深，心也隨之慢慢安靜下來。

那麼，當你情緒已經十分激動的時候，我再告訴你一個快速平靜的方法。第一章曾經說過，很多人在情緒激動的時候會深吸幾口氣，其實已經在用呼吸平靜情緒。我們可以再進一步。當你察覺到自己情緒激動，請你馬上閉上眼睛，或是把對外界的注意力收回到自己。然後刻意地深呼吸，並且自己做一個「十到零加深」。「十到零加深」是催眠中的一個專業名詞，你在電視上也許看到過，催眠師數一、二、三，對面的人就被催眠了。這個叫作「一二三加深」或「定錨」，數數屬於催眠師常用的一種暗示技術。用到生活中具體方式是，每深呼吸一次，自己心中默數一個數字，從十一直數到零，也就是深呼吸了十次。

這種方法屬於自我暗示配合身體幫助，因此自己想要改變的意願是非常重要的。試一試，如果你真的想要自我控制，這樣做之後情緒會平靜許多，平時再堅持每天用幾分鐘觀察呼吸，焦慮情緒會慢慢降低。

以上說的焦慮原因全部源於人際關係焦慮，這是最常見的焦慮。除此之外我還接觸過很多分離焦慮的個案。

提起分離焦慮，可能很多人想到的是幼稚園門口，剛入園的小朋友抱著家長哇哇大哭的場面。其實，生活中最悲痛的分離焦慮大多來自喪失。喪失重要親人，喪失身體一部分，喪失身邊重要的事情，甚至喪失屬於自己的一切。

汶川地震的時候，我被邀請成為危機干預諮詢師，二十四小時接聽來自重災區的電話。災區人民來電中，很多人的語言已經沒有邏輯可言，他們翻來覆去地重複著一夜之間的變化。「下著雨，地上的水都是紅色，空氣中充滿了血腥味。」

這麼多年過去，這是讓我印象最深的一句話。這就是喪失。一夜之間很多人喪失了熟悉的環境和親人，有很多人因接受不了而自殺，很多人產生了嚴重的激烈反應。

最悲痛的喪失莫過於重要親人喪失。

曾有人找到我，問我可不可以用催眠幫她忘掉前不久車禍過世的丈夫。「太痛苦了，我真的不知道該怎麼做。」她說。

我告訴她，催眠可以幫助她走出這件事情的傷痛，面對以後的生活。催眠確實可以透過多次擾亂一個人的記憶而使人產生記憶偏差，但我從不這樣做，我希望催眠與心理學給人心靈的能量，而不是成為逃避的手段。就像我的老師馬博士說的：「當你多年後回憶起曾經的親人，心中有一種淡淡的憂傷，那也是心靈重要的體會。」

喪失重要親人的悲痛感是大於焦慮感的，在催眠中有專門的悲傷處理，幫助個案在潛意識中與重要親人告別。我們知道，喪失重要親人，特別是車禍、猝死等突然喪失，是個案沒有心理準備的，這時候喪失者通常會經歷不能面對現實的狀態，即使很多守在病逝親人身邊的人，雖然心理有準備，但一時也無法接受。這時有的人雖然表面看著平靜，但未完成的情緒一直壓在心裡。

我曾經接到一個個案，他的父親已經過世多年，他每次聊天還會不斷地說：「如果我父親還在那多好啊。」顯然，他對於父親過世的事實還沒有完全接受。我會用幾次催眠幫個案達到潛意識，浮現出潛意識的親人並讓個案與親人在潛意識畫面中對話。「父親對我說他很好，讓我不要掛念，他說要我好好生活。」我看到個案說著，眼角流下眼淚。幾次催眠後，個案對我說：「我覺得內心有力量了，如果父親在一定會高興的，我知道他在天堂看著我。」

比起重要親人喪失的悲痛感，失去重要工作、重要事情失敗（如考大學）的焦慮感更明顯，這種焦慮主要源於對未來的擔憂以及自我否定等情緒。我現在正在進行治療的一個高三學生，因為考試壓力而造成頭痛，已經幾個月不能上學了。

「我一看書就頭痛，可是不看書，考試怎麼辦？我已經幾個月不能上學了，我真的很著急。」他說。這種矛盾糾結的情緒強化了他的焦慮，讓他更加頭疼。這個個案屬於考試壓力焦慮伴隨上學能力喪失焦慮，真是沒有最焦慮只有更焦慮啊。

這裡我想起我的助教大鵬告訴我，幾年前自己工作的公司忽然解散時他的焦慮情緒。之後面試了幾家公司又沒有合適職位。「那時候我非常不安，我隻身一個人來到異鄉，那種孤獨和不安全感是當地人沒辦法體會的。那時候我覺得心靈完全沒有歸屬，不知道以後自己會怎樣。」說到這裡你可能會體會到，大多焦慮情緒來自於內心的不安與擔心。用催眠消除心中不安，焦慮自然得到緩解。

怎樣用催眠增加心中的安全感？來，我們一起來試一試吧。等一下，我請你閉上眼睛，開始我前面說的呼吸練習。

不用著急，慢慢去感覺，當你感覺注意力完全與外界隔開，收回到自己時，你的腦海裡會浮現一扇門。當這種感覺穩定後，你會走進這扇門，門裡會是你內心的淨土。可能是一個花園，一片海灘，一片樹林……總之，你會很享受待在那裡的感覺。

那麼，你會在那裡待一會兒，你會試著去聞一聞，看看聞到什麼氣味？你會試著聽一聽，看看聽到什麼聲音？好了，現在就閉上眼睛，照我說的步驟試一試，幾分鐘後你會睜開眼睛，再次回到我這裡。

怎麼樣？做完了嗎？有沒有體會到放鬆心情的感覺？這個小體驗不能算嚴格意義上的深度催眠，只是藉助一些催眠暗示的方法幫助你瞭解一下什麼叫意象，並體驗那種享受的感覺，當然，多做幾次也是可以幫助放鬆心情的。如果你在剛才的過程中感覺靜不下來，進不去，那麼回憶一下生活中是否也有這種情況？我經常告訴個案，催眠中面對的問題就是你生活中出現的問題，我會在催眠中消除這些情況，生活中的問題也就得到了解決。

那麼下面，我就會用一個詳細的案例告訴你，怎樣在深度催眠中消除焦慮，增加安全感。

這個個案找到我的時候，已經因為高焦慮產生嚴重的潔癖，有半年無法出門社交了。是的，不要以為高焦慮只會讓心裡不舒服，很多神經症與軀體症狀都是因為緊張焦慮產生。

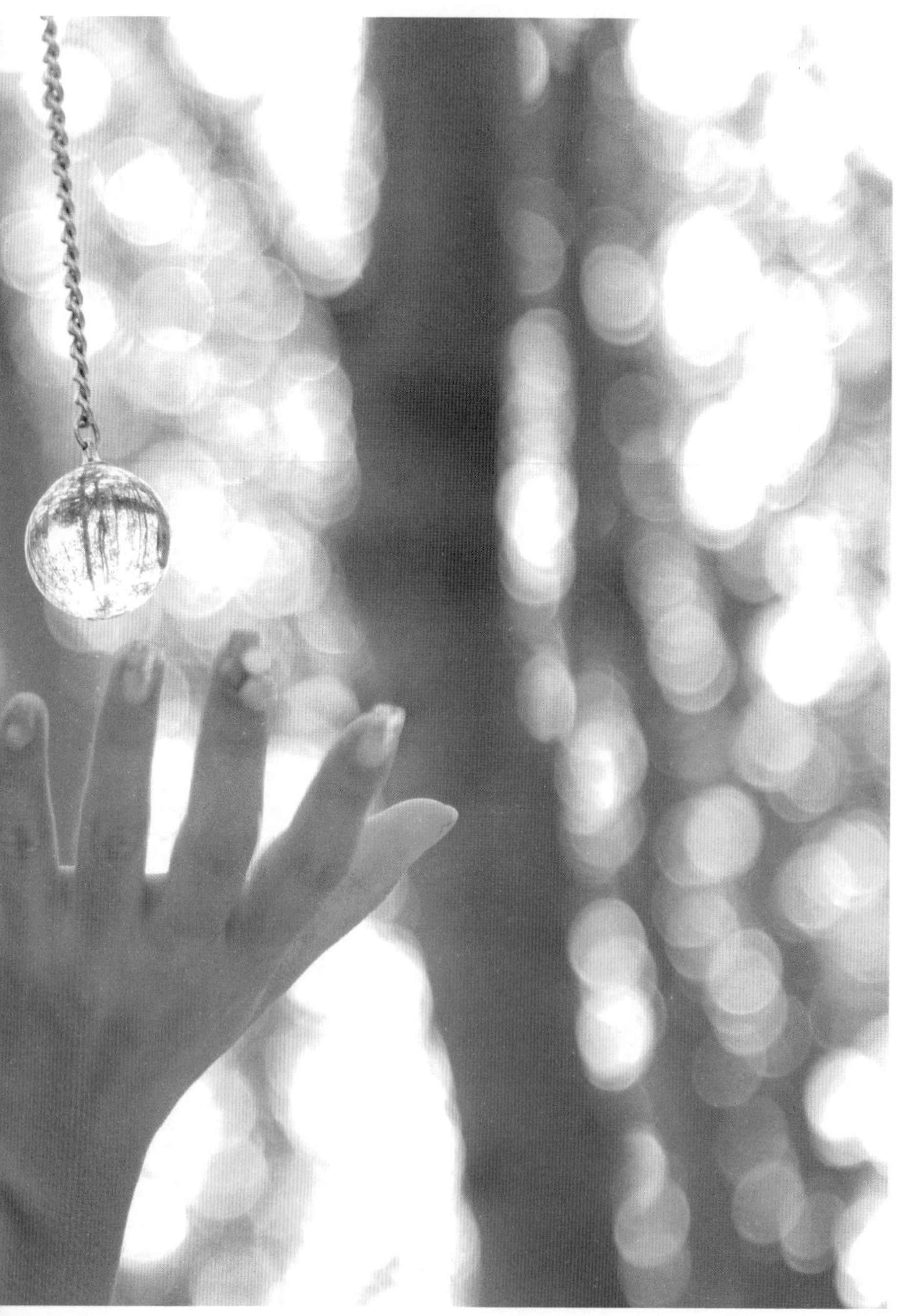

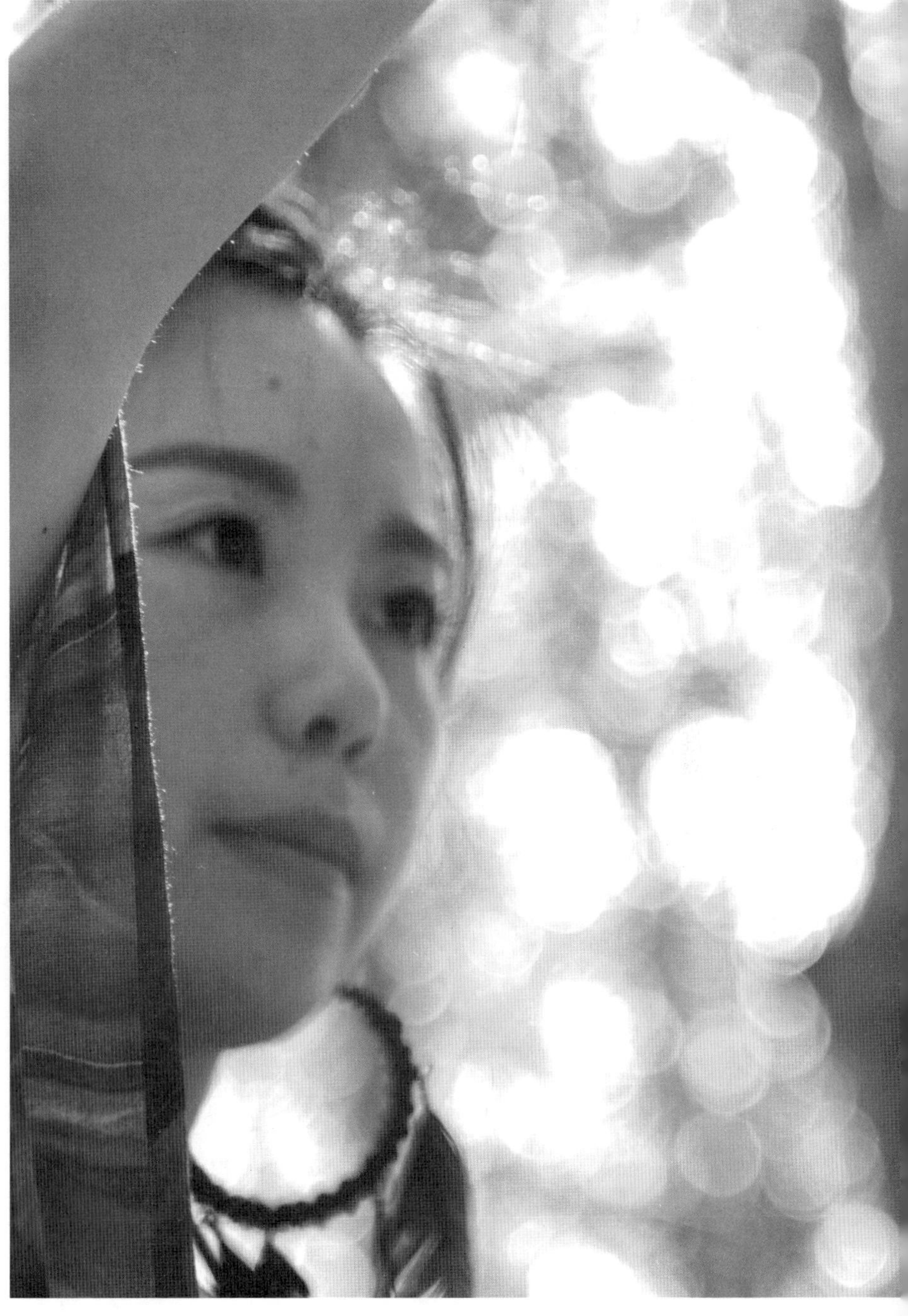

我曾接手過被害妄想症、幻聽、口吃、頭疼、耳鳴等，這些心因性疾病，都是因為焦慮。

個案是山區的一個小學老師，他暑假特地來找我，希望解決問題的心理動力可見十分強烈。我在前面多次說過心理動力的問題，這是心理治療中最重要的部分，治癒的本質就是心理上的體驗，越強烈的動力會取得越好的效果。

金錢付出、時間付出、精力體力付出……越願意付出努力解決的，效果肯定是越好的。

第一次為這位老師做催眠，他呼吸急促與身體緊繃的程度，在我接手的個案中也是數一數二的。「我氣虛我知道，看過很多醫生，沒什麼用。」這位老師告訴我說自己在網上查了很多關於催眠的資料，也聽了一些催眠錄音試著做了一些自我催眠，他深信催眠能幫助他。

根據他的情況，我從身體與呼吸開始入手解決。之前我已經談過如何在催眠中引導呼吸，我正是這樣不斷用直接暗示如：「跟我深吸一口氣。」間接暗示如：「當你注意到自己時，你會感到呼吸在加深。」以及前面提過的催眠師同步呼吸引領法，不斷地帶他進行呼吸與身體放鬆練習。前幾次他的身體非常緊繃，尤其是肩膀和脖子，這種緊繃讓他手臂抬起困難。

在這裡我又提到了一個新的催眠術語：「手臂抬起」。這個就是經常讓人誤以為催眠師有什麼魔力的一項技術。你會看到催眠師不斷地暗示個案抬起手臂，個案就真的把手臂抬起來了。這是怎麼回事呢？我在後面的章節會詳細講述，現在我們再回到這個個案。我在手臂抬起的環節中，不斷暗示他加深呼吸，每一次呼吸都能感覺身體更放鬆，肩膀也更加放鬆。

之後，我會帶領他做手臂緊繃與放鬆練習。這裡，我們可以一起體驗一下這個練習。現在，請你把書壓好，舉起兩條手臂，我現在會從一數到五，每數一個數字你就更加繃緊手臂。

好的，開始了。

一，兩條手臂開始繃緊！

二，比剛才更加繃緊！

三，再繃緊！

四，還可以繃緊！

五，完全繃緊！對！完全繃緊！

保持住！一會兒我說「放」的時候，你會瞬間放鬆。好，深吸氣……吸滿！保持住手臂的緊繃！呼氣的瞬間，放！感覺怎麼樣？如果你可以繃得很緊，又可以瞬間放鬆並且體會到心情也放鬆的感覺，說明你最近身心調理得不錯，通常焦慮和憂鬱的人彈性不夠，是沒辦法瞬間放鬆的。這個練習如果自己經常做，也可以幫助疏解壓力。我記得一個個案從我這裡學習了手臂繃緊的方法，每次催眠做到這個環節，都會繃得很緊，在得到我的口令時好像扔什麼東西一樣不斷甩動手臂，嘴裡還不斷念著一些「去某某」之類的髒話，看著就很解壓。

這位老師在三次催眠後，手臂抬起順暢許多，身體也逐漸放鬆下來，並且開始浮現潛意識意象。後面的一章裡，我會專門講述潛意識意象的神奇功能，因此在這裡暫時不過多解釋。下面我就會提到催眠師為個案增加內心安全感的一個重要方法：樓梯意象。

樓梯意象是潛意識意象的一種。潛意識意象不同於想像，而是在催眠到達一定深度之後自然地畫面浮現，有一些類似於夢的感覺。通常個案在接受三四次催眠後才會到達可以觀察潛意識的程度。有一次我做集體催眠沙龍，有一個參與者對我說：「我看到樓梯了，很多很多，我想換成哪個就換哪個。」

像這種腦海裡的畫面基本可以肯定不是潛意識意象，潛意識意象是一種自然的畫面浮現，通常伴隨這些畫面會有情緒感受。而我們用頭腦可以控制，換來換去的畫面只是我們的想像，屬於意識範疇。

這位老師第一次浮現向下走的樓梯意象時並不穩定，時有時無。他告訴我當他越努力地去看，潛意識反而沒有了。我告訴他，當我們努力的時候是意識開始工作，意識活躍的時候，潛意識就會薄弱，因此潛意識意象就會消失。越想接近潛意識越放鬆即可。

聽了我的點撥，這位老師第四次的樓梯意象浮現趨於穩定，他告訴我面前向下的樓梯很深，很高。「你有什麼樣的感受？」我在催眠中問他。我看到他面部表情緊張，回答我說：「我有些擔心害怕。」剛才我已經說過，樓梯意象是催眠中增加內心安全感的重要手段，對於大多數人來說，潛意識中的樓梯意象可以反映出當下是否有不安。「你可以感覺到自己嗎？」我問。我看到個案點點頭，於是繼續問：「你可以感覺到腳穩穩地踩在地上嗎？」

個案體會了一下說：「不太確定。」

「好的，過一會兒我會從二十數到一，每數一個數字你會向下走一步，每走一步你會更放鬆，走得更穩定。」我暗示他之後，開始從二十倒數。

喚醒之後，我問個案走台階的感覺，他回答說：「一開始很害怕，覺得走不穩，之後感覺好一點。」「之後台階有變化嗎？」我問。「好像後來不那麼陡了，好一點。」個案回答。

之後幾次的催眠中，每一次個案的安全感台階都會有進步，感覺走得更穩。「我感覺心裡踏實些了。」這位老師告訴我。

說到這裡可能有人疑惑了，為什麼反覆去做一個看似簡單的樓梯意象就可以增加內心的安全感呢？剛才我說過，樓梯的浮現不是刻意想像，潛意識裡的樓梯就是內心安全感的表示。催眠師會引導個案走下去，讓個案體會到原來擔心的那種感覺，自己是可以控制的，沒有什麼可擔心，這時樓梯會開始產生變化，變得平穩安全。催眠師正是在這樣一次次的強化練習中幫個案的安全感得到增加。

催眠五次之後，我發現一開始任何地方都不敢碰的這位老師可以坦然地碰觸工作室的大門、桌子等任何地方，而且不再有中途洗一次手的毛病了。於是我開始在樓梯意象後，讓他去面對他最恐懼的東西：油漆。第一次諮詢的時候，個案告訴我最恐懼的就是油漆，他一想到油漆就覺得那種化工危害的分子正在向他身體各個部位侵襲。他每次在外面看到油漆就頭皮一陣發麻，更見不得刷油漆的場面。

我讓他在催眠中去想刷油漆的場面，並讓他用數字代表他緊張程度，他告訴我有八分的水準（十分為最緊張）。我讓他睜開眼睛，為他做眼擺與呼吸減敏（即減敏感法），在這裡要強化脫離個案對油漆的過度敏感。這次催眠之後，我留了作業給他，讓他第二天出去玩。

下一次催眠的時候，個案興沖沖地告訴我，他去參觀了古蹟。「以前一直想去看看古蹟，但因為怕看到古蹟上的油漆而放棄。我今天看到了，我沒感覺害怕！」個案對我說。

於是這次催眠後，我給他留了更多的功課。讓他來工作室之前，在工作室樓下摸油漆塗過的物品。這種方法在心理學中稱為衝擊療法，簡單的說就是越怕什麼越做什麼，克服心中這種恐懼感。同時，我讓他來工作室之前摸油漆，之後馬上用催眠，屬於一種強效的減敏方法。三次衝擊加催眠減敏之後，個案基本擺脫油漆與其他恐懼，成功結束療程。

三個月後，我回訪這位老師，他回覆我說：「管老師，我已經可以正常地工作和生活，現在感覺非常好，心情很愉快。」

焦慮很多時候來源於心中的不安，這位老師的焦慮主要來源於對於環境的不安。我一個幻聽的個案告訴我，比起高強度的工作帶來的焦慮感，她更多的焦慮是擔心同事們對自己的評價。越是擔心，越覺得有人議論自己，漸漸產生了幻聽的現象。從這個個案我們可以看到，工作本身不是焦慮的原因，焦慮的原因是別人怎麼看待工作中的她。

另一個因為焦慮而失眠的個案也是這樣，她在催眠中看到了自己在人群裡，遠處有一個人盯住自己。「我一直有這種感覺，我覺得我的行為有人在看著。」她說。

「你感覺誰在看著？」我問。

「很多人。」個案回答，「我父母、親戚、朋友、同事。」她又搖搖頭說：「我放不下別人對她的目光。」

在意他人評價，渴望別人認同，在這種情況下對別人的評價越來越敏感，越來越擔心達不到別人期待，甚至為了達到他人期待遠離了真實的自己，在矛盾糾結與擔心中愈發焦慮不安。我們都知道，每個人的個性不同，因此別人的期待和評價是不可控的。就像公眾人物，再厲害的人都會有人對他不滿意。期待他人的認同，把自己的目標放在不可控的事情上，渴望的認同越多，心裡的擔心自然越多，又因為這種不可控得不到解決而無奈以至焦慮。

在催眠中，我除了用以前說過的方法幫助個案降低焦慮，增加安全感之外，還會慢慢引導個案察覺自我真正的需要，內心的真實需要常常藏在潛意識深處。

我的助教大鵬以前曾經問我，說包括自己在內的很多人就是沒有錢，沒有物質基礎，有了自然就有安全感。這讓我想起我的一個個案，他已經做到知名企業的總經理。「我確實不喜歡現在的工作，這個工作就是為了賺錢，有錢我才有安全感，這個社會哪不需要錢？」他對我說。

「你認為賺多少錢就達到你的期待？」我問。

他說了一個數字，告訴我：「這是我以前的目標。不過現在發現根本不夠。」然後，他告訴我一個比以前多出好幾倍的數字。他在不斷追求目標的過程中焦慮，因為他覺得總是不能達到，而不能達到是因為他在不斷給自己提出更高的目標。

人們之所以會追求優越感是因為內心的孤獨和自卑。我們從出生開始慢慢認識這個大世界，小時候面臨強大的父母，長大面臨強大的社會，內心有自卑不足的感覺也是可以理解的。於是我看到這位總經理的個案用錢來感受優越，從而彌補內心的不安。「你想要的生活是什麼樣的？」我問總經理。

我看到他眼中的疑惑和迷茫，想了一會兒他才說：「就是能做點喜歡的事吧，開個店，或者去學校講講課。」

「如果這樣生活，你滿意嗎？」我問。

他點點頭：「我很嚮往，很安逸。」

「心裡感覺很安逸？」我看到他點點頭。

「為什麼現在不能這樣做？」我問。

他搖搖頭說：「錢沒賺夠，心裡不踏實啊。」

我們可以看出，他追求的生活並不需要他賺那麼多錢，讓他一直停不下來的是他內心的不安。而催眠師要做的就是直接在潛意識中消除這種不安，之後，個案都會從情緒到行為有所改變。

剛才我提到了很多焦慮問題，有由於人際而焦慮，由於分離而焦慮，由於環境焦慮等當自己期待的目標達不到時，焦慮情緒就產生了。因此或多或少的，我們都在一些時刻產生過焦慮情緒。善於自我察覺的人會馬上感知到自己的變化，並及時釋放這些情緒，那麼我前文提到的那些神經症和軀體症狀便不會產生。隨時與自己的心靈為伴，這就是心理學。

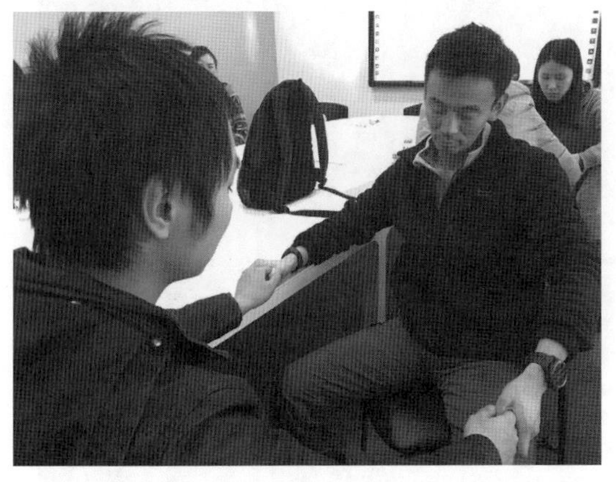

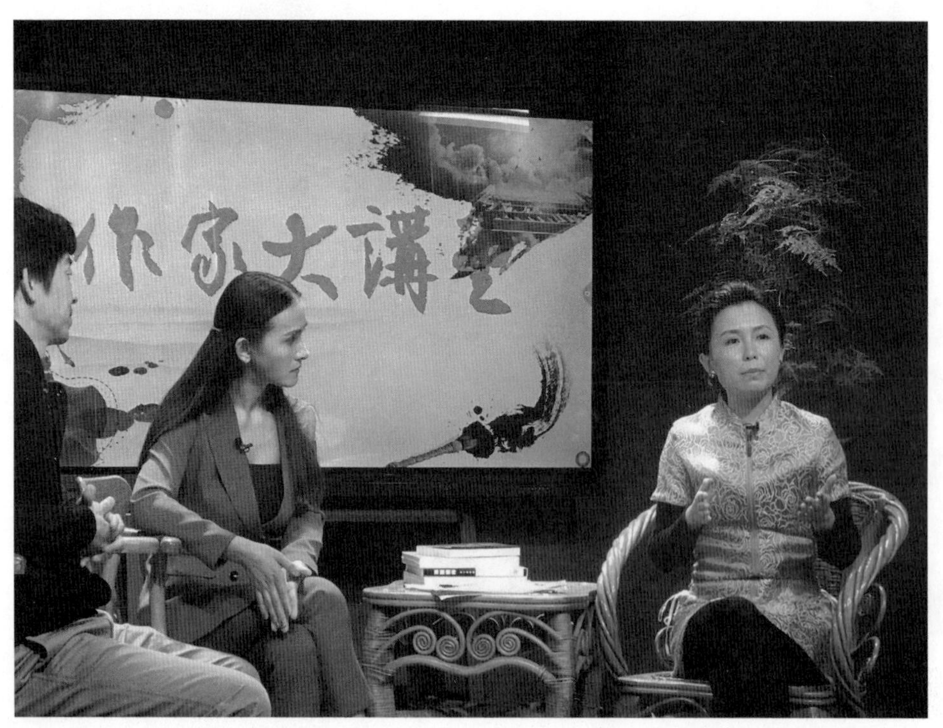
作家大講

第三章

神奇的潛意識意象——電影《催眠大師》裡的畫面都是真的嗎？

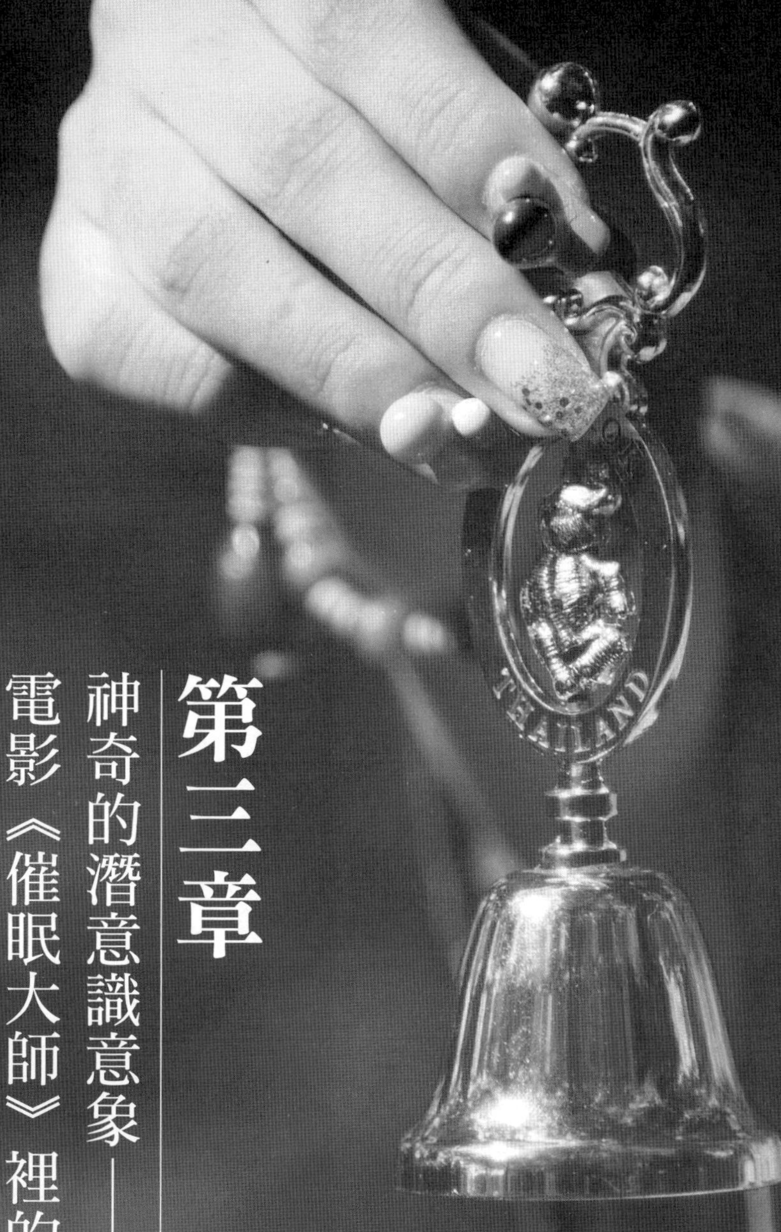

在前面我多次提出「潛意識意象」這個詞，有沒有引起你的好奇心？很多朋友都看過《催眠大師》這部電影，我本人也很喜歡。電影裡面多半的畫面都是個案被催眠後腦海中的浮現，這就是潛意識畫面的呈現，催眠中稱為潛意識意象。

很多朋友和我談起這部電影都讚歎裡面的潛意識畫面太神奇了。是的，潛意識真的很妙，催眠中有專門利用潛意識意象說明個案自我認識和成長的方法，在本章我就專門針對潛意識意象來談談。

我們知道，人有意識和潛意識兩個心理層面。意識簡單說就是：「我應該怎麼做」，是在我們清醒狀態下的分析判斷，也就是通常我們說的用腦子想一想。潛意識是：「我想要怎麼做」，是從心而生的情緒情感與內心真實需求。

我們活在社會中，因為要適應環境與群體，因此不能永遠滿足自己內心，很多時候我們按意識層面的要求去做，就把潛意識的需要壓抑了下去。舉一個很簡單的例子，大多數人每天早上要去上班，但很多時候我們不願意起床，意識告訴你應該起床，潛意識說不想起床，這時候意識和潛意識就衝突了。再比如，被老闆罵的時候，你心裡（潛意識）很生氣，嘴上（意識）卻不能直接說出來。

生活中充滿了這種衝突，潛意識的情緒無形中被壓抑下來。這時候，壓抑下來的情緒透過夢來釋放，因此夢會喚起人的很多情緒情感反應，就好比惡夢驚醒那種恐懼的感覺還在，然而美夢可以讓人非常享受。潛意識的畫面會有一些類似夢的感覺，甚至可以說就是夢。只不過在睡眠中的夢我們經常會模糊或不記得，那是因為在睡夢中我們的意識已經幾乎不存在。這正是身體健康的表現，正因為意識已經關閉，我們才會感覺頭腦得到了放鬆和休息。催眠則是催眠師用專業的語言使個案放鬆意識，進入潛意識狀態。注意，睡覺是意識關閉而潛意識打開的狀態，而催眠中個案的意識沒有關閉，而是很放鬆，也就是意識和潛意識同時存在著，正因為意識還存在，個案才能一步步瞭解到潛意識裡的東西並且自我成長。這有些類似入睡前似醒非醒的感覺，很多人在入睡前會感覺到腦海不自覺地浮現出一些事情，這裡面很多都是潛意識和意識的混雜。

下面我講一個完整的潛意識成長治癒心理問題的個案給大家聽。個案是一位私人企業的企業主，企業運轉得很不錯，可是她找到我的時候已經兩個月無法出門，更不要說工作。「我一出門就心慌，氣短。」她告訴我。談話中我瞭解到她家裡有五個孩子，她是最小的。「我父親很嚴厲，母親還可以，但是他們經常忽視我。」個案說，「我可以理解，家裡孩子太多了，顧不上我。我的四個哥哥姐姐也很嚴厲，我活在他們的管教下，全家都在不停地督促我。」

「你現在是什麼樣的個性？」我問。

個案回答我：「我做事很著急，心裡急，就是因為我從小都被督促，漸漸地對自己要求也高了。所以企業經營得不錯，但是我不開心，真的。我不知道我整天在為了什麼而忙。」

我瞭解到，個案把從小家庭對她的要求轉化為自我高要求，幾個月前，開始慢慢產生心慌氣短的現象，最後導致無法出門。

「最嚴重的時候，我幾天只能躺在床上喘氣，連話都說不出來。」她說。

「既然不喜歡你現在的事業，為什麼這樣努力經營？」我問。

「一方面是我剛才說的，自己從小努力慣了。另一方面……我想證明給他們看。」個案回答。「證明給誰？」我問。

「我爸爸，還有我媽媽和哥哥姐姐。」她說。

由於個案接受過其他心理學的學習，第一次為她催眠她就接觸到了潛意識，當她的潛意識樓梯出現的時候，個案哭得不能自已。她告訴我面前的台階只能看到兩三階，之後全是漆黑一片，她心中有巨大的恐懼和複雜說不清的情緒，特別難受。

「這種難受的感覺平時經常出現嗎？」我問。個案點點頭說：「經常，我說不清楚為什麼難受，因為裡面的情緒太多太複雜了。我因此學了很多心理學知識，但仍然不舒服，所以找到催眠。您為我做的催眠就是我想要的，但我現在有些害怕。」

以前我說過，催眠就像吃藥，需要按醫生囑咐一次次進行，因此一個催眠週期是十次，十次中會幫助個案從淺入深，深入到潛意識之後開始解決問題。在這個深入的過程中，個案心中產生害怕或不敢面對的情況也是可以理解的，如果不是內心很恐懼的事情，也不會壓在潛意識深處造成如此多的不舒服。

這位個案由於之前接觸過心理學，因此第一次就直接深達到潛意識，一下面對心中的恐懼自然是十分不安的。「你可以想一想，是否心裡準備好了。」我對她說。

一週後，她找到我，告訴我第一次催眠當天晚上心情是非常亂的，但是考慮了幾天，她決定勇敢地面對。第二次催眠，個案的樓梯出現了變化。她告訴我能看到五六階台階，並且台階不像上次那種破敗，而是很亮的金屬色，但恐懼和複雜的情緒並沒有降低。「你可以走下去嗎？」在個案潛意識樓梯出現的時候我問。她回答我：「我不知道，我很害怕，台階看起來太滑太陡了。」

之前的文中我提過樓梯意象，通常個案的樓梯意象都是我從二十數到一，個案根據我的指令來走，但對於這個個案，顯然是不可以的。於是讓她自己數，並且只走下一階就好。她做了很長時間的心理準備，面部表情也十分糾結，最終數了「二十」。她數這個數字時聲音聽起來下了很大決心，身體也跟著動了一下。數完這個數字，她立刻淚如雨下，激動地閉著眼說：「我做到了！管老師我做到了！」「你做得非常好。你有什麼感覺？」我問。「我覺得台階沒有想像中那麼滑，我還是可以走下去的。」她激動地回答。第二次催眠，她走下了解決問題的第一步，對於她，這是一大步。

第三次催眠，她自己數數，走下三階台階，第四次則是走了一半，十階台階。這時候，我讓她在潛意識裡面回頭看走過的台階，並且問她看到後的感覺，她告訴我看著她走過的路，感覺沒有之前那麼害怕了。再看前方的時候，她不像之前看不到台階的盡頭，而是可以清楚地看到剩下的台階。喚醒之後她回饋我，可以感覺每次催眠心裡都踏實一些，並且她告訴我，一直幫她看病的中醫也說她氣血補充得快了，並讚歎說：

「心理學真的是很神奇啊。」

在這裡我必須插一句，很多人說中國的心理學不好做，說人們對心理學認識程度不夠，催眠更是難做。但我做心理學和催眠這麼久，我並不十分認同這句話。作為一個催眠師，接觸的個案也好，朋友或陌生的好奇者也好，無不瞭解催眠是一種心理學手段，而且幾乎所有人都認可心理學的重要性，並且抱著學習的心態問我很多相關問題。所有接受催眠並同期看醫生的個案，無論中醫西醫都十分肯定心理學和催眠的效果，這是多麼好的接受度。至於很多人對於催眠瞭解得不夠準確或是過度神化的現象，其實並不單存在於心理學中，試想我面對一個新鮮不瞭解的事物，也是充滿猜測的。把催眠這件事讓大家瞭解得更透徹，正是我寫這本書的目的。

個案前四次催眠中，當我讓她在潛意識中看自己穿的是什麼鞋，她都告訴我是我的鞋。顯然，她在藉助催眠師的力量行走。第五次催眠進行中，她在潛意識畫面中低下頭，看到了一雙小紅布鞋。「這是誰的鞋？」我問。她想想說：「好像……是我小時候的。」聽到這裡，我知道她更多意象要浮現了。果然，這次她的樓梯周圍不像以前那種黑洞洞的一片，而是一個在山腰上的完整樓梯。「我不知道有多少階，好像很多。」她閉著眼睛告訴我。「你願意走下去嗎？」我問。

沒有之前的猶豫，她堅定地回答：「願意。」之後她自己開始向下走，當數到二十幾個數字時，她停下了，頓一頓說：「好像下去了。」「好的，你在哪？」我問。「在……一個村子裡……好像是我小時候的村子。」她回答。「你認得出你家嗎？」我問。

「認得出。」她回答。在潛意識畫面的路上，她看到了以前的鄰居，但她說不想和鄰居說話，而是直接走到家門口。推開門，她告訴我看到很大的沒有傢俱的空曠房間，中間一個小女孩抱膝蹲著，頭埋在膝蓋裡。「這個小女孩是誰？」我問。

她眼角流下淚回答：「是我。」這就是催眠中著名的童年回溯，讓被催眠者在潛意識中回溯到自己的童年進行療癒。「你在流眼淚，能告訴我原因嗎？」

我問。「我覺得她很孤單，無助。」她說。「你願意幫助她嗎？」我問。「願意。」個案回答。

我讓她走上前去，安慰這個「小女孩」。撫慰之後我問到她和小女孩的反應，個案告訴我小女孩開始看她，能和她交流，心情好了一些，但還是保持著警惕。「你願意繼續關注她，幫她嗎？」我問。「願意，我下次要給她帶禮物，我要讓她開心。」個案說。

喚醒之後，個案告訴我，小時候由於她的父母和哥哥姐姐交叉火力地教育，同時又不曾關注過她的情緒，她就是這樣被忽視又被壓制的感覺。原來到現在她內心的小孩兒也不曾被關注，所以她才這麼不舒服，她一直在對自己有很多要求，根本忽視了自己的內心。

第六次催眠，個案再次順利下樓梯，在以前居住的房間裡看到了那個小女孩。這次她的內心小孩不是低頭蹲在空曠房間的中央，而是用那種警惕的眼神看著她的出現。個案笑了，說：「我小時候就是那樣，對誰都警惕著。」她在潛意識畫面中拿出了玩具給內心的小孩，她告訴我小女孩笑了，很開心。忽然，她又微微皺眉說：「我想帶她走，她不走。」

「你問問她為什麼。」我說。個案忽然流下眼淚回答：「她說那是她的家。」之後，我讓個案和內心小孩聊了一會兒並告別，承諾了下次的見面。

喚醒之後，她說：「我沒想到，我內心還是那麼愛我的家。」

潛意識真的能告訴你很多答案。

第七次催眠前，個案告訴我上次催眠之後她心中生出了對原生家庭的愛。「以前我為家人做事也好，買東西也好，都是為了盡義務，感覺這是家庭成員應該做的。現在，我忽然開始能感覺到親情，開始有情感的流動和從心而生的愛。」

「有沒有試著表達給家人？」我問。她想一想說：「還沒有，但我會開始這樣做的。」

第七次催眠，個案告訴我，她不再穿著那雙紅色童鞋，而是用手拉著她的內心小孩在下樓梯。回到小女孩的家之後，她發現原本空曠的房間裡開始有了傢俱，而她自己，變成了那個小女孩。「你聽聽，有沒有什麼聲音？」我問。個案聽了一下回答：「好像……有說話聲。是我的爸爸媽媽，他們在餐桌旁吃飯。」

「餐桌旁還有人嗎？」我問。個案觀察了一會兒，略帶驚喜地回答：「還有我的哥哥姐姐，全家都在！」「他們看到你了嗎？」「他們……我媽媽叫我吃飯！」「好的，做你想做的。」我說。個案說自己去洗手，我看到她在催眠中做了一個洗手的動作，然後她告訴我坐到了桌子邊吃飯，母親和哥哥姐姐幫她夾菜，她很開心。忽然，我看到她一皺眉，說：「爸爸又發飆了。他離開餐桌了。」頓了頓她又說：「我媽哭了。」

「你想做什麼？」我問。我看到個案想了想，說：「我想勸勸媽媽。」我聽到個案用成人的理智在勸導母親，雖然在意象中她仍然是個小女孩。這就是催眠中意識和潛意識同時開啟的神奇功效。

童年和原生家庭之所以成為最影響我們的元素，是因為童年時我們沒有太多意識層面的自我保護，創傷非常容易直接進入潛意識，留在我們的心裡。越無法接受的創傷往往藏得越深，越難以面對。反過來想，如果不是重大的悲傷與恐懼，我們也不會藏得那麼深。有的人隨著年齡的增長會自行消化這些傷痛，而很多人則一直藏在心中不能解決，這時候我們會有很多讓自己不舒服的外顯行為。

我最近的一個個案告訴我，他需要別人對他的評價，來完成自己對自己的評價，一旦他被重視的人否定，他就會自我否定，因此他十分在意別人的眼光，不斷地討好配合他人，順從別人的這種模式與他自己本身追求獨立的模式產生了巨大的衝突。這種情況無論在生活中還是我接手的個案中都十分常見。這個討好順從型個案在催眠中看到了他的奶奶。喚醒後他告訴我他想通了，他小時候總感覺外部環境是不安全的，感覺只有奶奶才能保護他，而他小時候想獲得奶奶的保護只有順從。他把這種模式帶到了成年，去順從所有人滿足自己的安全感，結果反而失去了自我。我讓這位個案在潛意識裡用成人的理性思維（意識）與奶奶談話，這時候個案便用成人的方式重新認識童年，建構了新的童年認識系統，從而得到了心靈上的成長，外顯行為也隨之改變。

再回到私人企業企業主的個案。七次催眠後她回饋給我後續，開始和家人聯繫得多了，並且會用電話或資訊表達她心裡對家人的感情。「以前我肯定不會表達的，即使心裡有感受也不好意思說，沒有的時候反而說一些很假的客氣話。」個案把她的資訊讀給我聽，並且告訴我：「不光敢於表達愛，也敢於表達自己的想法，學會了拒絕。」個案說前幾天姐姐讓自己幫忙照顧小孩，她是不願意的，要是以前她也就忍了，但是這次她平靜地告訴姐姐不願意的原因。

「你姐姐聽到你的原因怎麼表示的？」我問。

「她理解我。」個案點點頭說，「原來擔心很多所以不敢拒絕，這次發現敢於表達自己沒那麼糟糕，別人會理解的。」

個案還告訴我，她開始經常關心心裡那個小女孩，經常與自己對對話，問問是不是自己想要的。

「做自己的感覺真好。」她說。

第八次催眠，她又在潛意識和小時候的父母對了一次話。

第九次催眠中，她的樓梯產生了比較大的變化。樓梯變成了華麗的歐式樓梯，她自己穿著漂亮的水晶高跟鞋，身邊的小女孩不在了。我讓她往下走的時候，她告訴我，看到樓梯下面站滿了人。「這些人你認識嗎？」我問。

她在潛意識畫面中看看說：「有爸爸、媽媽、我的哥哥姐姐，還有鄰居、工作夥伴……」

「他們在幹什麼？」我問。

「她們在看著我……在鼓掌……好像在等我下去。」

「你心裡有什麼感覺？」我問。

「我不知道……」她頓了頓又說，「我不想被他們看。」

「告訴他們。」我說。這時候，我聽到個案咆哮道：「不要看我！我不想被你們看！我要做自己！我不想活在你們的期待中！」

說著，個案哭了。「他們聽到了嗎？」我問。「好像聽到了，她們好像不再看我了。」個案發現這一點，情緒平靜了些。

「好，你現在想下去了嗎？」我問。

「好。」個案說著，走下了樓梯。

「看到什麼？」我問。「那些人消失了。」個案回答。這裡我們可以發現，潛意識畫面中人群的消失，實際代表個案心中認為他人都在注意自己的感覺消失。

「現在你面前出現了一面鏡子，你看看，鏡子裡是誰？」我問。鏡子意象也是催眠中常用的潛意識意象，在後面我還會提到。個案看了看回答我：「好像……有我……旁邊站著的那個小女孩。有點變來變去。」

「你再看看。」我指導。

個案觀察一會兒，回答：「我和那個小女孩好像成為一個人了。」她說。

之後的某一天，她發了一張品茶的照片給我，告訴我現在的她就是真實的自己，她開始做自己喜歡的事情，並參與一些品茶、品香之類的活動。「我覺得真的想要走出去了，這不是以前勉強自己出去的感覺，是我真的開始享受外面的世界。我現在每天早上出去運動一個小時，和鄰居們說說話。」

最後的第十次催眠，個案告訴我，下樓梯的就是她自己，穿著現在的鞋。既不是小孩，也不是華麗高跟鞋的公主，她在鏡子裡看到現在的自己，她喜歡現在的自己。週期療程順利結束。

一個月後，她發給我了一張外出吃飯的照片，並說：「這是我最完美的生日，我已經順利重新工作生活了。」一段時間後，她在我的兩個社交群語音分享了她的催眠歷程，告訴我之所以這麼做是希望把催眠這種非常棒的心理學療法傳播下去，讓更多人受益。

我非常佩服她的勇氣，至今為止很多人還把接受心理調整和有問題與精神病聯繫起來，包括有些個案都會直接問我：

「管老師，我是不是有病啊？」我會回答，心理學的調整並不是有病，只是每個人從原生家庭帶來的固有模式不能再適應自身身心的發展，因此透過心理干預做一些調整。這位私人企業主可以大膽地分享自己的經歷，說明已經認識到這些，並且內心可以堅定到不被負面評價影響。

剛剛我用了很多文字描述了一段潛意識成長之旅，可以看出潛意識畫面對於催眠療癒是十分好用的。除了童年回溯，我也經常會用潛意識處理其他重要他人的關係。記得在一次潛意識意象中，我把手搭在被催眠者的肩膀上，問：「誰把手搭在你的肩膀上？」當時個案就哭了，回答：「真沒想到，是我老公。」這位個案當時面臨與老公離婚的情況，催眠之後她告訴我才發現她心裡是這樣在乎她老公。從那次催眠後，個案告訴我開始注意到一些老公的好，對老公的態度自然有了變化。據我所知，她和老公的關係現在已經非常不錯。

另外，在潛意識浮現喪失的親人，或者重大創傷的經歷，讓個案與突然喪失的親人完成告別，或重新認識自己的創傷，這是催眠中的悲傷處理，也是潛意識的妙用。

潛意識意象還有非常著名的前世今生。

幾乎人人都認為催眠可以看到前世，我也曾經做過關於前世今生的活動。如果你問我：「我真的能看到前世嗎？」

我只能告訴你，你看到的只是我引導下的意象。那麼看到前世是不是沒用？當然不是，下面我舉兩個例子告訴你前世今生催眠的妙用。

這個個案是一個敏感的小姐，來我這裡解決人際關係及身體過敏問題，同時，她又對前世充滿興趣。這並不矛盾，當人對現實世界無力解決時，很容易把內心寄託於宗教、算命等。她和我說了她占卜的命運，並且極力要求催眠看到前世。

於是我為她做了前世今生催眠。

幾次催眠加深後，我為她回溯到了「前世」。當她進入潛意識時，首先看到了一座古宅，中間站著一位十幾歲的年輕小姐。她說感覺就是她自己。我問到她的感受，她說孤單。我讓她聽一聽有沒有聲音，當她聽到有人叫她的名字時，回溯為前世幾歲的孩童與孩童記憶感受。我用了幾次催眠，讓她從孩童長大，一直到看到自己如何死亡。喚醒之後，她告訴我自己彷彿經歷了一次死亡，經歷了一生。

之後她又配合了幾次催眠強化減敏（脫離對外界環境的敏感）後，個案漸漸心胸寬廣起來，覺得自己現在的經歷不算什麼。這位個案催眠五次後，過敏現象減輕；一個週期後，個案基本順利社交。

這就是催眠前世回溯的力量，不管潛意識看到的是否真的是前世，但如此經歷過一生，就如同一次艱辛的旅行，旅行有多少波折，心靈就有多大收穫。越深信自己前世輪回的人，前世今生催眠越有效，這不是迷信，而是暗示的力量。

這一章我提到了各種潛意識意象的用處，包括之前讓大家體驗的，用潛意識畫面製造一個內心安全港灣等，潛意識的用途還有很多，真的很難一下說完，我以後的章節裡會慢慢說。

潛意識意象如此神奇，許多諮詢的朋友問我，多少次催眠我可以接觸到潛意識意象呢？通常人們會在催眠的第三次開始浮現潛意識畫面，喜歡研究心理學或心靈課程的朋友會快一些，甚至第一次就可以深入潛意識。

我前幾天為幾百人做了一次線上的催眠知識分享，為了避免有個別聽眾走得太深，裡面只讓大家體驗了十分鐘的催眠。

由於這幾百位朋友都是心理學的關注者，催眠之後有很多朋友告訴我有了情緒體驗，有的感受到了平靜，有的有一些緊張等。

出現情緒反應正是接觸到潛意識的表現。這裡面有一位朋友讓我印象深刻。短短的十分鐘催眠後，她在群裡對我說：「老師，我現在哭得非常厲害，我有一種被拋棄的感覺。」我問她知道自己為什麼有這種感覺嗎？她告訴我做過三年的行為成長，知道自己這種感覺的原因。她的這種巨大的情緒反應雖然很多朋友不能理解，甚至私信問我：「就十分鐘的催眠至於嗎？」

其實這種情況並不奇怪，就像我在本章之前一直介紹的企業主，她也是做過心理學成長，因此一下子進入潛意識，產生了不敢面對的情緒。

相反的，有一些人很難接觸到自己的潛意識。記得我和助教大鵬是在我的線下催眠體驗活動認識的。那時候他還在做程式設計師的工作，我的一個長期關注者是他的同事，一起來參加我的集體催眠。那次集體催眠的主題就是關於潛意識。

當時我把前面所說的，不是所有人都可以一次到達潛意識講解之後，為十幾個參與者進行了集體催眠。催眠後有一部分人出現了潛意識畫面，有的人有一點情緒反應，有的人則告訴我什麼都沒看到。到了我的助教大鵬的時候，他繪聲繪色地描述了一個科幻大片，他同樣做程式設計師的同事也是如此。

我打趣的說：「你們的畫面可以拍一部科幻電影了，還是上下集。」

我告訴他們，這並不是潛意識畫面，而是意識的自由聯想。

自由聯想並非沒用，著名的精神分析鼻祖佛洛伊德就曾經用自由聯想解決很多問題。從意識層面入手，捕捉到潛意識的訊息，也是心理學常用的方法。但由於是集體催眠，我沒辦法為他們個別做很多自由聯想。

第二次集體的催眠沙龍，大鵬又來了，繼續展開了天馬行空的想像。一連幾次的集體催眠都是如此。這幾次催眠之中，他還參加了我幾次潛意識投射的繪畫課，繪畫作品與他的自由聯想畫面不謀而合。一方面讓我佩服他的想像力；另一方面也讓我好奇程式師0與1的世界是否會讓一個人離潛意識更遠。之前接觸過一些程式設計師的個案，確實智力型的情況偏多。

在這裡我提到智力型這個詞，這是催眠中的一個專業名詞，簡單地說就是思維過於強大活躍，總在不斷思考分析。

其實我之前也提到過什麼叫智力型的人，由於經常分析評判，心因性頭疼、失眠等現象是非常常見的。從我的角度看，《西遊記》中的孫悟空就是個超級智力人的代表，你可以想像孫悟空有哀傷和感性的時候嗎？他的生活憑藉邏輯與頭腦，帶上緊箍咒真是再貼切不過。

相反的一種情況我們稱之為夢遊型的人。這類人極易受暗示，你看到他們天真無邪的大眼睛，真的像在夢遊一樣糊裡糊塗的。他們憑藉潛意識表達自己，或者說他們一直處於自我催眠狀態。你在電視的催眠表演中看到被選出來催眠的人，往往就是夢遊型的人。

後來我的助教大鵬找到我做個案，希望進一步在催眠中探索自己。有這樣的動力，已經是心裡向前進了一步。果然，天馬行空的幻想沒有了，他告訴我，什麼都看不到。三次個案之後，還是同樣的情況。「潛意識畫面到底是什麼樣呢？」

他問我。之後我又做了一個程式設計師個案，也是用了比別人更強烈的催眠方法才開始進入潛意識。是否代碼的世界存在這種集體性狀態我不得而知，如果有正在讀到這裡的同行朋友，我們可以一起探討。

那麼更強烈的催眠方法有哪些呢？之前我講過的與催眠師目光凝視挑戰就

是一種能讓人迅速進入潛意識的方法。另外，環形眼擺比平行眼擺會有更多的加深效果。之前我介紹過，你在電視上看到催眠師拿著懷錶、水晶球等物品引導個案眼球擺動的方法稱之為眼擺。

眼擺既是注意力剝奪技術，又是減敏技術。平行眼擺就是眼球平著來回動；弧形眼擺是眼球按上弧線或下弧線來回動；環形眼擺就是眼球繞圈圈，聽說京劇演員每天都會這樣練習。眼擺技術有專門的研究與課程，是根據眼神看的位置刺激腦部不同區域的原理而來。比如，你現在想一下你家天花板的電燈一共有幾盞，什麼顏色？注意，你想的時候眼睛有沒有向上翻？聽你周圍有什麼聲音時，眼珠會不會看側面？而想到悲傷的事情一般都是向下看。眼珠看的位置有很多細分，當催眠師瞭解這一切，就可以透過改變個案眼珠凝視的位置轉化或打通個案的情緒。

當你悲傷的時候可以自己找一支筆試著自己做做眼擺，讓眼球可以快速看著上方來回擺動，幾十次之後，你的悲傷情緒會緩解許多。那麼為什麼環形眼擺是更深的催眠方法呢？

因為環形眼擺眼球凝視的方位幾乎涵蓋了所有腦部反射區，能流暢完成快速眼球運動是比其他眼擺困難的。越是完成困難的挑戰，當個案停止動作閉上眼睛休息時，會感覺越放鬆。

就好像運動後或平時生活越累，休息時越有滿足感。

你可能在這裡會問，既然有更好深入潛意識的技術，為什麼我們不經常用呢？就像吃藥一樣，如果藥效弱的藥品可以治療病症，肯定是更柔和的首選方法。越強大的催眠方法個案接受起來肯定是越困難，需要自身付出很多努力，因此催眠週期前期我會儘量選擇柔和的方法，讓個案有一個循序漸進的過程。

同時，我前面說過，每個個案都有自己的節奏，進入潛意識快慢不同，如果催眠師硬要「拉著」讓個案進得很深，個案會因為無法接受而產生很大的軀體反應。剛剛學會催眠的心理醫生常常犯這種錯誤，他們太想讓個案趕快感覺到效果，於是用了很多加深手段。我的一個學妹曾經問我：「為什麼被我催眠的個案好多出現頭疼的現象？」她告訴我她個案的第一次催眠回饋，其中有一句話是個案看到魔鬼。看到魔鬼是很多個案進入潛意識出現的情況，但一個沒學過心理學的學生個案，按經驗判斷第一次不應該出現這麼深層的潛意識畫面。因此我問她是否第一次做得太深，她說：「不深啊，手臂抬起三次，喚醒加深三次。」我笑了，開玩笑對她說：「你一次催眠把我一週期要做的都做了。」就像我的催眠老師馬博士所說，催眠要不疾不徐，就像吃藥要一天天一片片吃，不能為了馬上好吃一瓶藥。任何心理學療癒都是如此。

後來，我的助教大鵬又來到工作室做個案，催眠前談話時，我注意到他一直用手捶自己的胸口。我問他怎麼了，他告訴我胸很悶。「最近身體不舒服嗎？」我問。「一直胸口悶，但不是生病了，是心情原因。」大鵬回答我。聽到這樣的描述，我知道他在進步了。你可能奇怪，人家本來好好的，催眠幾次胸口開始不舒服了，我怎麼反而說是進步？這裡要談到一個催眠中經常遇到的現象，叫作身心分離。

所謂身心分離，是指由於個案經歷過重大創傷，或是兒童時期感知覺經常被剝奪而形成的一種現象。你可能以為兒童時期感知覺經常被剝奪是個別現象，其實這種現象經常出現。

嬰兒剛出生後是透過觸摸來感覺世界。你會發現你的小寶寶什麼都想要摸一摸並放到嘴裡嘗一嘗，甚至自己的身體部位，手、腳等都是透過「吃」的方法來認識。因此這個時期心理學稱為口唇期或口欲期。有孩子的朋友可以想一下，當你的寶寶這樣去觸摸甚至「品嘗」世界的時候，你有沒有阻止過？

如果這個時期一直阻止孩子，你隔離的不只是細菌之類的髒東西，而是孩子的感知。再回憶一下，當孩子長大一些，開始學會用哭來表達情緒，而不止表達餓、睏這種基本需要時，你是否經常對孩子喊：「不許哭！」甚至用暴力來讓孩子壓抑情緒？這樣孩子長期不敢表達情緒，慢慢的自己都不能察覺情緒了。我曾接手的一個嚴重身心分離個案，每次問他是什麼心情，他都回答「不知道」、「我感覺不到」。甚至他已經流下眼淚也說不知道自己為什麼流淚，不知道自己的心情是什麼。

大鵬已經能有軀體化感受，正是進入潛意識的第一步。

在一個週期的催眠之後，他已經能順利感受情緒並看到潛意識畫面。

潛意識無論在心理學還是其他科學中，都是一個十分龐大的系統，至今很多情況科學都沒有解釋。科學屬於意識層面，用邏輯推理來解釋世界。就像我的一個藝術家朋友所說，他為人做設計的時候很少問對方的想法，這並不是他不去瞭解客戶。他告訴我：「語言能表達的太少了，我都是去感受，感受客戶的性格，感受他的衣著與家庭品味。」這就是個體心理學家阿德勒所說的，個人的整體風格貫穿於始終。「我認為人有人性，還需要有一些神性。」藝術家朋友所說的神性，就是潛意識。

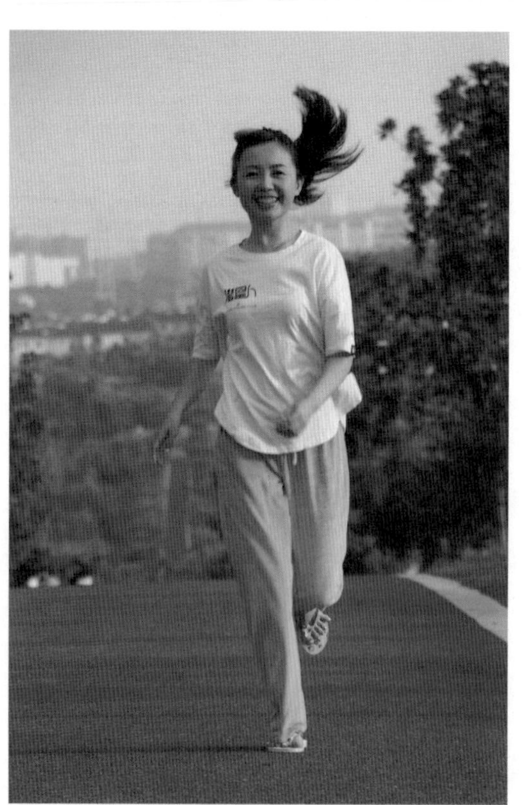

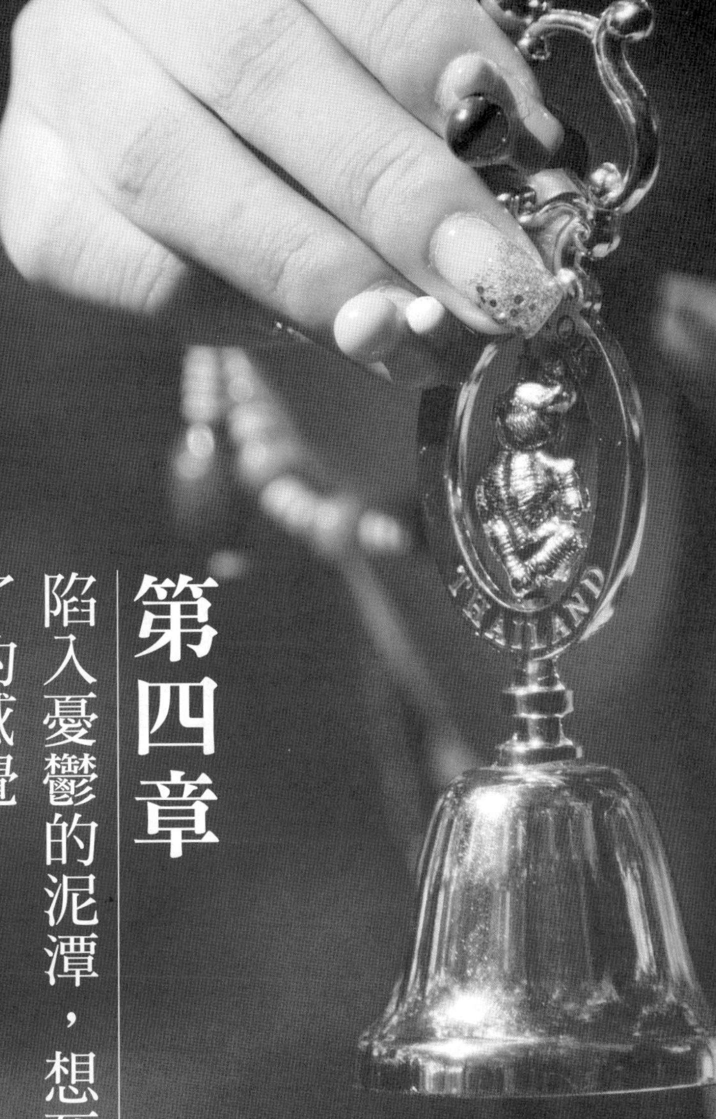

第四章

陷入憂鬱的泥潭，想死死不了的感覺

一個憂鬱症的個案曾經告訴我：「您不知道憂鬱症病人有多痛苦，我的頭腦好像被灌了水泥，隨著水泥的黏稠度變大頭腦越轉越慢……最後簡直無法思考。整個世界都沒有了顏色，或者說都和我無關了，我只有晚上睡覺前心情好一點，因為終於熬過了一天。家人給我吃藥，但我想死，我又感覺想死死不了，簡直比死還難受。」

「我有憂鬱症，所以就想去死，沒什麼重要的原因，大家不必在意我的離開。拜拜啦。」這是一則報紙報導的一個年輕女孩輕生前留下的消息，她在宿舍自縊身亡。憂鬱症患者對生命的輕視或許讓你驚歎，但你是否想過，這或許是他們認為可以選擇的最好方式。

個體心理學鼻祖阿德勒說過，任何人都會選擇自己認為的最佳選擇，包括自殺的人。自殺者必定是認為自己沒有任何出路，死亡是最好的解脫。

我這樣一解釋，你可能會認為生活在水深火熱、十八層地獄裡的人才會憂鬱，其實，很多憂鬱症患者表述的事情可能在常人看來都不是值得自殺的原因。因為失戀離婚、親子等家庭關係或公司領導同事關係而憂鬱都是非常常見的現象。

我接手過一個患者，經檢查為重度憂鬱症，當時醫院就要她留院治療。她拒絕留院並且找到我，告訴我憂鬱的原因是她本來是公司的普通員工，前幾個月主管找她談話，想任命她為小組長。她不想做，主管卻一定要她擔任，並且說了很多信任鼓勵的話。「主管說我應該迎難而上，可我覺得這不是我想要的。」個案說話的時候，一直垂著眼睛，這是憂鬱症患者的一個常見現象。你可能會不理解，暫且不說升職是不是好事，況且是一個小組長，也不是什麼了不得的職位，怎麼會憂鬱，還是重度的呢？且聽我慢慢說來。

憂鬱症患者好發於順從型的人群。想一想你身邊有沒有這樣的一類人，無論你說什麼做什麼，他們都特別配合，溫溫順順、脾氣特別好，他們經常被發「好人卡」，你很喜歡和他在一起，他成了你的知心好友，難道你從來不想知道他怎麼想，甚至也不想瞭解他嗎？

順從型人在薩提爾心理學派也稱為討好型人，他們在意周圍人，會為了周圍人高興而刻意配合或討好。在前面幾章我多次提到討好型人。他們壓抑了自己真實的心，漸漸地遠離了內心真實的需要，甚至已經不知道自己為什麼去討好。

活在他人期待中，漸漸便成為他人期待的木偶；活在金錢的追逐中，漸漸地就成為金錢的僕人。他們沉溺在非真實的自我中並漸漸迷失自我，習慣性地把不真實的自己表現出來，和真實的自己成了陌生人。我們可以設想一下，和一個陌生人共處在一個身體裡，內心自然會不安。長期承擔這種不安焦慮，甚至不敢於面對真實的自己，用「我不願意多想」、「我也沒辦法」來為自己的恐懼找藉口，逃避解決問題的方法，長此以往內心開始越來越多的自我否定，覺得自己真沒用，以致不敢拒絕，不敢表達自己。憂鬱症患者每時每刻活在別人的評價與自我否定中，再沒有心情享受任何快樂，生活對於他們成了負擔，漸漸厭倦生活，厭惡自我。

作為心理醫生，有一個快速判斷憂鬱症的簡單方法。第一，早醒。憂鬱症患者（未服藥）通常會長期早晨三四點鐘醒來，醒來後心情異常低落，再也無法安睡。第二，喪失興趣甚至基本需要。憂鬱症患者會覺得做什麼都沒意思，食量也會慢慢減少，食不知味。第三，做事不專心，任何事情都做不下去，進入不了狀態。

我剛才說的三點並不是絕對的，只是說絕大多數憂鬱症患者有這種現象，碰到三種情況都出現的個案，我會請他先去醫院進行專業檢查和憂鬱量變測評。輕度的憂鬱情緒，也可根據我剛才說的自行調節。

記得前段時間我的一個朋友找到我，說感覺自己有點憂鬱。她告訴我兩個月前接了一個新工作，感覺不是自己想做的，而且也完成不好，天天想的就是這件事，什麼事都做不下去了。同時她告訴我以前喜歡的事也不想做了，覺得什麼都提不起勁。於是我幫她做了一次催眠，發現她催眠中確實存在不能專注的問題，並且我告訴了她。過了幾天我又為她催眠一次，她告訴我這次再催眠中她要求自己專注，因此感覺好了一些。

過了些日子我在一次聚會中碰到她，問她怎麼樣了。她告訴我自從催眠之後，她自己刻意要求生活中做事專注，慢慢地自己走出了情緒的低谷。

如果你像我的朋友一樣情況不嚴重，可以試試剛才我說的方法，在玩的時候、做事的時候、甚至吃飯的時候，讓自己盡量專心什麼都不想。我更鼓勵你走出去，用軀體的運動帶動心情「嗨」起來，科學研究，常晒太陽也不容易憂鬱。

另外，我之前教大家的呼吸練習還記得嗎？每天五到十分鐘，閉上眼睛把注意力完全集中到呼吸和身體上，這也是一種非常好的專注力練習，可以幫助憂鬱症患者走出紛亂的情緒。要注意的是，之前我教過大家呼吸配合十到零加深的方法，但是憂鬱的人是不適合自己加深的，因為憂鬱時情緒本來就在低潮，我會更多地用催眠「激發」他們。當然，無法專注的人未必是憂鬱，有時候過度的焦慮擔心也會在催眠過程中無法專注。

除了在催眠和生活中無法專注，大多數憂鬱症的人在催眠中還有一個重要表現，身體無法完全繃緊或手臂無法抬起。

手臂繃緊的體驗我在之前帶大家做過，還記得嗎？現在我們再做一次。好的，伸直一條手臂，現在我從一數到五，每數一個數字手臂開始繃緊。一！開始繃緊！二！更加繃緊！三！

四！五！完全繃緊！當我說「放」的時候，你會一瞬間放鬆！

放！好的，還記得這種感覺嗎？那麼現在我告訴你，很多憂鬱症患者是無法繃緊的，因為他們從內心到身體都沒有動力。

很多焦慮者也無法放鬆。如果你收放自如，那麼最好不過。

還有我剛剛說的一點，憂鬱症患者很多都不能完成手臂抬起挑戰。手臂抬起是催眠中一個非常重要的技術，個案在催眠狀態下受催眠師的暗示，放在桌子上的手臂可以不用刻意配合，好像自己飄起來的一樣。你聽起來覺得很神奇，其實這代表軀體能否很好地受到催眠師的暗示，同時激發潛意識的能力。換句話說，不是你的意識在抬手臂，而是你的潛意識在抬手臂，因此你沒覺得自己用力，自己手臂卻不自覺地抬了起來。如果個案手臂抬起的過程緩慢穩定，甚至能持續二三十分鐘，而且並不覺得是自己用力的時候，潛能會是多麼大啊。

手臂抬起挑戰的用途非常多，除了可以激發人的能力，還可以練習持久穩定的專注力。因為當個案注意力放在別的地方時，他的手臂是無法緩慢抬起的，這就好比你寫作文和算算數同時進行一樣難。長期催眠練習手臂的個案，甚至會發生時間扭曲的情況。他專注到忘了時間，以為三十分鐘的抬手臂才過了幾分鐘。如果擁有如此輕鬆持久的注意力，學習工作的效果可想而知。另外，手臂抬起挑戰還可以增加個案軀體化程度等，我們之後再慢慢講。就像我剛才說的，憂鬱症患者身體無法緊繃，手臂也無法抬起，整個人呈現軟綿綿無動力的狀態，就連說話都是慢吞吞有氣無力的。他們的口頭語就是「我不行」

「我做不到」。

對付憂鬱症，催眠有辦法。

首先，軀體訓練。剛剛說了憂鬱症患者在催眠中的軀體表現，打破這種軀體的情況正是我在催眠中要做的事。說到這裡，我想起我幫助憂鬱症完成手臂抬起的幾個絕招。

催眠流程中，催眠師做手臂抬起挑戰是用直接暗示和間接暗示不斷載入給個案。資訊載入技術我在關於失眠的一章談過，催眠師用持續的不斷交替的語言重複直接和間接暗示，由於重複多次，個案已經不用再思考催眠師指令的意思，這時候頭腦的分析思考區（意識）開始停止工作，潛意識則慢慢出現。把思考放下是好睡的第一步，這就再次解釋了為什麼資訊超載的時候你會想要睡覺。

在手臂抬起的過程中，很多個案也會因為不斷重複的暗示語而感覺枯燥甚至厭煩，這種情緒會觸發個案心理上的逃跑反應，有些逃跑反應表現為「我不聽了」，這樣反而有利於放下意識。有些逃跑反應表現為「我不做了」，這時候個案的手臂會停住，掉下去或快速完成催眠師要求，這些都是放棄自我練習的反應，催眠師會根據個案接受能力選擇是否讓他重新完成。還有一種逃跑反應是我在第一章提到的「睡著」，催眠師通常也會叫醒個案繼續練習。

其次，就像剛才我說的，憂鬱症患者由於缺乏內部動力，通常連做都懶得做，因此手臂沒有任何反應。這時候催眠師透過其他催眠技術增加個案自信和內動力，通常催眠後期個案手臂會慢慢抬起。但如果碰到進展緩慢的個案，催眠八九次手臂依然不抬，那麼我會有幾個絕招加強效果，促進個案手臂抬起，這樣，從身體動力帶動心理動力，配合其他激發內動力技術，個案進步會更大。

複合技巧一：呼吸放鬆配合手臂抬起。憂鬱症患者已經處於嚴重自我否定狀態，他們不能承受一點壓力，也不願意做努力，因此催眠師要讓他們感覺是在輕鬆地做一件事，不用付出什麼力量。所以在手臂抬起的過程中，我持續配合呼吸暗示，如：「隨著每一次吸氣，你的手臂會抬起一些；隨著每次呼氣，感覺身體更加放鬆。」、「隨著你身體的放鬆，手臂會自然地抬高，你不用刻意做任何事，手臂會隨著你的放鬆抬起來。」

更甚者，我會用手臂抬起加呼吸訓練再加入五到零加深放鬆。

「現在我會從五數到零，每數一個數字你會感覺更加放鬆，隨著這種放鬆手臂越抬越高……」在這個環節三四個催眠技術同時出現，無疑效果更強，個案漸漸在催眠中學會輕鬆地完成一件事並在生活中應用，壓力自然得到降低。

生活中很多事情都會用到第一招的理論來增加做事動力。

比如有些公司鼓勵員工邊聽音樂邊做工作，其實就是在讓員工心情放鬆，感覺工作起來更容易。我的一個朋友是老師，她告訴我期末批改考卷的秘訣就是邊看韓劇邊批改考卷。「期末有一大堆學生的練習要批改，以前我真的感覺自己批改不下去了，越來越分心，改的速度很慢。我知道我是累了。」

她說，「後來有一次看韓劇，韓劇節奏慢，也不用全神貫注，我想乾脆邊改考卷邊看吧，沒想到，改的竟然快了！」當你感覺一件事枯燥無味，讓你心情煩躁甚至做不下去的時候，可以試試這種方法。

複合技巧二：擾亂思維配合手臂抬起。如果個案嚴重到一定程度，再「輕鬆」的事情都沒有動力完成的話，那麼我會使用第二招，在手臂抬起時加入其他干擾，從而打亂個案的思維，包括「我做不到」的思維，從而自發抬起手臂。如何干擾個案的思維呢？比起音樂，故事肯定更能吸人、擾亂人，播放一些簡單易懂的故事，個案會不自覺的聽，但不會因為情節曲折而被完全吸引。

有一次為了讓效果更強，我在做手臂抬起的同時，讓助教香君站在個案另一邊講《白雪公主》。這個場面看起來很搞笑，旁邊有人特意講故事和播錄音的心理感受肯定是不一樣的，個案不得不一隻耳朵聽她，一隻耳朵聽我，怎麼還顧得上想自己。

那次，個案手臂順利抬起。我經常碰到個案忽然告訴我，家裡或工作出現了什麼狀況，已經顧不上傷心了，其實就是這個道理。

複合技巧三：衝擊療法。衝擊療法是心理學中一種專業療法，簡單說就是個案怕什麼你就硬要她做什麼，順利完成衝擊後個案自信會大幅上升，同時感覺困難沒有那麼難，衝擊強度要適度，否則會引起個案逃跑或極端行為。手臂抬起如何完成衝擊呢？首先，我會加強語氣，甚至命令個案抬起，並配合「加油！」、「你可以！」等直接鼓勵。如果我一個人不行，就叫助教一起喊：「手臂抬起！對！你可以的！……」

兩個人喊還不行，就三個人一起喊，這時候個案已經可以感受到群體衝擊，自己也會更努力。

剛才講了很多催眠複合招式，那麼現在，我讓大家和我一起體驗一個擺脫負面情緒的大招，過度通氣。過一會兒你一定要坐穩，最好眼前就是鐘錶。當我說開始的時候你要一直做快吸氣快呼氣的動作，看著表堅持二十秒或三十秒。怎麼樣，感覺並不難對不對？現在，開始吧！快吸！快呼！快吸！快呼！吸！呼！吸！呼！加油！繼續！……怎麼樣？做到時間了嗎？現在體會一下，身體有沒有扎扎紮紮的，或者全身有小蟲爬的感覺？如果有，你確實認真完成了。是不是現在感覺書都有些看不下去？這是過度通氣產生的身體鹼性過多的反應，效果類似於做了一次運動。

我們都知道運動可以帶動人心情好起來，但憂鬱症的人由於沒有動力，是不願意做運動的。過度通氣相當於被迫做運動，當個案卡在原地，完全沒有動力的時候，我會根據個案情況讓他做過度通氣，有的個案可以堅持兩分鐘。

我的一個朋友是精神病科醫生，他和我探討：「臨床快二十年，越來越感覺導致精神病和神經症發作的重要因素，是患者的個性。你怎麼看？」日本一位研究睡眠的博士也曾提過「憂鬱氣質」這個詞。的確，就像阿德勒所說，行為就是心理的表現，心理活動決定了人的整體風格。這裡所說的整體風格就是一個人為人處事的個性特點。一個總看到事情積極面的人可能處處都會這樣看，一個不善於承擔責任的人可能就連可以承擔的任務也會去閃躲。而憂鬱症患者，可能從小就活在別人眼光中，別人稍不滿意就開始責怪自己，把自我否定當作常態。也許憂鬱症患者兒時經常被教育「要為別人著想」，經常活在和鄰居家的孩子對比中，經常只有滿足了父母的期待才會被表揚甚至被愛，經常被父母教育「我們為你付出了這麼多，你應該……」

之前我說過的那位因為即將升職為小組長的個案告訴我：

「我上初中的時候父親過世了，從那時候起，我母親一直告訴我，我和母親從此相依為命，她為我而活，我為她而活。之後我們就是這樣生活的。」

習慣了為母親而活，從在意母親的感受和評價開始，在意朋友同學的感受和評價，在意工作夥伴的感受和評價……自己的感受卻被忽略了。那麼多人的眼光怎能顧得過來？我們都知道讓所有人認同是一個不合理的信念。

這位個案的初期，我用兩三次催眠幫她加深，並訓練她的專注力。前面說過，憂鬱症患者的一個表現就是不能專注於當下活動，無論做什麼事，都在自己低落的情緒圈中，腦子裡也都是消極的胡思亂想。訓練憂鬱症患者專注於催眠這件事，就是帶他們走出了低落的情緒。呼吸練習、直接或間接暗示、手臂抬起挑戰等催眠技術都可以訓練個案的專注力，並且就像我前面說的，手臂抬起還可以慢慢激發個案的心理動力。

當個案經過幾次催眠深入，達到潛意識之後，我用樓梯意象開始增加她的內心安全感。大家可以看到，不管焦慮還是憂鬱，內心安全感都是不夠的，或者說他們的病因就是無休止的擔心造成的。這個階段，個案已經在前幾次催眠中熟悉了專注力訓練的方法，這相當於我們在學校學習數學時，老師會先帶學生學習計算，並透過一次次的練習幫學生熟練，之後老師在講應用題時，學生學習的是應用題的方法，但計算能力也在潛移默化地提高。因此在催眠中期，個案在學習增加內心安全感，也許呼吸訓練我會弱化一些，但適當的暗示也會提醒她專注力的保持。

兩次樓梯意象之後，個案走得更深。這時候，我讓她的樓梯盡頭出現了一面鏡子。下面我用這個案例給大家介紹催眠中另一個常用的潛意識畫面——鏡子意象。

「你的面前出現了一面鏡子，你看看鏡子裡的自己，是什麼樣的？」我在個案走完樓梯意象之後問。個案忽然很緊張，回答：「我不敢看。」「為什麼？」我問。「鏡子裡好像……是一個魔鬼。」她回答。魔鬼是很多個案會在潛意識中出現的畫面，之前的文章我也提到過這點。我說「你仔細看看？」。

個案觀察了一會說：「我站在對面，旁邊的魔鬼掐著我。」

「鏡子裡的自己是什麼表情？」我問。

「很害怕。」個案回答。

「好，你想對鏡子裡的自己說什麼？」個案停了一會兒說：「我不知道，我很擔心她。」個案說的「她」指的是鏡子裡的自己，這時候，個案已經在用意識的冷靜角度去觀察，說明潛意識消除恐懼，這就是意識和潛意識的對話。「你告訴她你的擔心。」在我的引導下，個案向潛意識裡恐懼的自己表達了擔心與關懷。

我們知道，憂鬱症患者在意任何人的眼光和感受，卻遠離了自我，忽略了自己的感受，這就是她內心不舒服的根源。

鏡子意象讓個案關注到自己內心，從而起到療癒效果。「她聽到了嗎？」個案和潛意識溝通之後我問。在這裡我會關注潛意識的接收情況，長期身心分離的個案和潛意識的溝通很緩慢，通常在第一次潛意識中的自己不能感受到意識的表達，甚至表現出不理不睬的態度。關於這點我之後會詳細講解。

「聽到了。」個案回答。

「她有什麼反應？」我問。

「她好像……表情柔和了些……沒那麼害怕了。」

「你知道這是什麼原因嗎？」

「因為……她感覺有人支持她。」大家看，只要關注到自己，自己內心就會有變化。

「再看看魔鬼，是什麼？」我問。

「魔鬼……好像……變了，好像是人。」個案說。

「你感覺這個人是誰？」我問。個案搖搖頭說：「看不清……感覺……是我的主管，又像別人……」喚醒後，個案告訴我，她感覺那個魔鬼代表她內心的恐懼。

「你恐懼什麼？」我問。

「恐懼別人怎麼看我。」她回答。個案被別人眼光變成的魔鬼綁架了。

下一次催眠的時候，個案鏡子裡的圖像變了。「鏡子裡只有我自己了。」她說，「她很茫然地看著我，不知道該怎麼辦。」

我問：「你想怎麼做？」

個案回答：「我想安慰她。」

我引導個案安慰了潛意識的自己，於是鏡子中的潛意識自我又出現了變化。「她好像開心點了。」個案說。個案就是在這樣一次次與潛意識對話中真正關注到了自己，從而慢慢成長起來。

幾次催眠後，個案告訴我，感覺幸福感從心裡滋生。潛意識中的對話是催眠師經常用的技術，之前也詳細講過和重要的人對話，和內心小孩對話，鏡子意象更多的是完成與自我的對話。

第九次催眠之前，個案到我工作室一坐下就告訴我：「我去跟主管說了，我不做組長了。高層中層主管都輪流找我，同事們也勸我，但我這次很堅持。」我看到個案目光明亮，閃耀著自信與興奮，完全和剛開始低垂著眼睛悲傷的感覺不同。她的整個催眠週期，有走出憂鬱情緒的技術、增加自我察覺和內心安全感的技術、激發動力的技術、脫離對外界敏感的技術，這些技術的綜合作用幫她完成了與潛意識的對話。

她也完成了生活中的自我挑戰。最後兩次催眠，我為她做全身能量流動技術，進一步增加了她的自信，個案順利結束。「鏡子裡的我很開心，我對她說做自己。」個案目光堅定，帶著微笑。

半個月後在一個活動上，我剛好碰到這個個案的公司的介紹人，也是她一個要好的同事。她充滿驚訝地對我談起個案：「我們公司的人誰都沒想到，她竟然直接去找總經理！還說不做組長！她平時多溫順的一個人呀，我們都驚呆了，覺得她不可能這樣！她一定是病糊塗了吧！」

我笑了笑，問：「她精神狀態怎麼樣？」這位朋友一愣，想了想說：「好像還挺好的……對，挺開心的，人也活躍了，比以前愛聊天了。」

說到這裡，她才恍然大悟：「哦，那她可能是好多了。」

就像我之前說的，憂鬱氣質的人往往都是平時生活中溫溫柔柔的老好人。「我從小就是好學生，因為我父母想讓我做個好學生。」一個初三開始放棄上學的女孩對我說，她已經被醫院診斷為中度憂鬱。

「上學讓我害怕，老師批評別的同學時，我也會想是不是在說自己。和同學也沒什麼聊的，她們的話題很多我不感興趣，但是我只能聽著。」幾次催眠之後，小女孩狀態平靜下來。「我也不想繼續在家混日子了，我想在家學習。」看，這位個案開始有了自我動力。

「我以前都是按父母的目標奮鬥，現在我不想這樣了，但我又不知道自己想要什麼，很迷茫。」她說。

「你正在尋找自己？」我問。她眼睛一亮，回答：「對。我知道催眠會幫我尋找自己。」

很慶幸這個孩子在青春期這個自我覺醒的階段就開始努力尋找自我，在我的個案中很多人已經「忍耐」到成年，可能生活中還有成千上萬的人在如此「忍耐」著。有句俗話叫「蔫人出豹子」，就是說平時看起來溫順老實的人被逼到忍無可忍而做出了極端行為。極端行為攻擊向外就是傷人或殺人，攻擊向內則是自傷自殺。他們的溫順只是不願意發生衝突的忍耐討好，而不是真正的內心平靜。

很多心理醫生不願意接受憂鬱症個案也是這個原因，他們的自殺有時候毫無徵兆。我的一個精神科醫生個案就是因此而放棄了職業。「和他說話的時候他還好好的，一轉眼去個廁所就自殺了……我想不明白為什麼，真的什麼徵兆都沒有。」

這位醫生個案說。這件事情給他造成了重大的心理創傷與陰影，因而放棄了醫生工作，卻久久不能原諒自己。

我接手憂鬱症的個案，從來不讓他們輕易停藥。抗憂鬱的藥物會有抑制作用，雖然某種程度會抑制患者的壓力釋放，但能較有效地防止患者自殺，這是抑制情緒的兩面性。

在我的個案中，比憂鬱症更常見的是躁鬱症。躁鬱症是指個案焦慮和憂鬱情緒同時存在。一方面患者對外界的評價與自己的狀態極端不滿而焦慮；另一方面又因為迷茫失去自我而憂鬱。聽起來好像很嚴重，是不是？在催眠過程中，躁鬱症患者表現為手臂不抬，沒有動力，同時又兼具身體緊張，呼吸短淺的焦慮表現，手臂既不能用力繃緊也不能瞬間放鬆。更甚者，催眠全程眼皮都在顫動，甚至會睜開眼看看，喚醒時剛開始數一，就已經睜開眼睛，這都是高度緊張的表現。

對於躁鬱症的人，我在催眠中首先做的是降低個案的焦慮。

這樣個案才能放鬆下來進入更深的催眠狀態，接觸到自己的潛意識，等焦慮度降低之後再用我之前介紹的方法開始憂鬱狀態的治療。

我接手過的憂鬱症患者，下至十三歲，上至七十多，真是各個年齡段都可能憂鬱。其實，他們在來到我這裡之前，在患上憂鬱症之前，一定無數次地試圖自我拯救。就在他們還是小孩，開始試圖自己完成很多事情時，作為父母的你是否因為擔心他們完成不好而剝奪了這種自我表達？以後孩子一次次想發表自己的意見，表達自己的情緒時，作為父母的你是否曾以愛為名控制了孩子的行為甚至思想？

孩子好不容易成年了，你還理直氣壯地認為，對方多大在你眼裡都是個孩子，還在一手遮天維護家長的地位？就這樣一次次的剝奪，讓一個人失去自我，走到了憂鬱症的地步。

我曾讓一對母女兩個人共同完成一幅心理畫，我親眼看著母親用自己手裡的筆，塗改掉女兒的繪畫思路，重重地改成自己認為對的。憂鬱症的女兒明明畫了一個哭泣的臉，母親硬改成笑臉；女兒畫了憤怒的表情符號，母親修改成了鮮花……女兒在母親一次次的修改後，終於無奈的寫了「呵呵」兩個字。繪畫可以修改，思想呢？真的可以控制嗎？

「我在學校每一天都不開心，週末也是在學習中度過的。」

一個憂鬱症的高三學生告訴我，「我父母一開始硬要我念書，我考第二十名，他們要求我下次考前十名，考了前十名，他們又要我考前五名，永無盡頭。我感覺自己活不下去了。後來，我查出了這個病，他們變了好多了。他們不給我壓力了。前些天他們帶我去了趟海邊，我看到了美景，心情好了很多。我想我好點了，應該去上學了。」

看，孩子就是這麼給點陽光就燦爛。「上學會不會讓你回到過去那種情緒？」我問。「沒想過，我也擔心。」個案回答。「念書肯定要付出努力、承擔壓力的，如果每週讓你有一些自己的時間去玩，釋放壓力，你覺得怎麼樣？」個案忽然高興起來，說：「那肯定會好很多的。」

橡皮筋不能持續去拉伸，成人尚且需要釋放的出口，為什麼對孩子沒完沒了的念書視而不見？我曾聽人呼籲：「請給孩子一條回家的路！」那麼這章的結尾，我就來呼籲：「請給憂鬱症患者一個情緒的出口，這就是他們回家的路。」讓我們都慢慢學會表達，學會釋放，學會做自己。

第五章

抽煙喝酒肥胖——源於內心的不滿足

催眠還能減肥呢！這是很多朋友聽我提到催眠減肥的第一反應。肥胖其實和失眠一樣，屬於一種現象，而引起肥胖的原因也是多種多樣的，如遺傳、飲食結構、作息時間、運動、心態等都會影響體重。

我的好朋友是AASFP（亞洲運動及體適能專業學院）體能高級私人營養師他對我說：「很簡單，體重和熱量的攝入與消耗成正比。」這也就是我們常說的「管住嘴，邁開腿」。你可能會說：「我知道少吃就會瘦，可是我忍不住啊！」這樣單純的問題實際上是非常好解決的，只要用催眠增加個案的自控力，讓個案面對美食可以自控，個案自然會瘦下來。

如何用催眠提升自控力呢？首先，還是要幫個案形成平靜的心態。現在請大家一起來想一想你現在最想吃的東西：

是漂亮的蛋糕霜淇淋，芳香的巧克力，還是油嫩嫩的炸雞？

去想想你喜歡食物的顏色、香氣，它現在就擺在你面前，你可以聞到它的味道……怎麼樣？有沒有發現你的心情開始變得有些不平靜，甚至不自覺地開始分泌口水？

我們都知道，飲食是人和動物最基本的需要，飢餓的時候看到食物開始產生身體反應是動物的本能，與此同時，心理也會產生「戰鬥」反應，告訴自己「我要捕食」了。這時，心情一定是不平靜的。動物還有一個本能，是儲備營養。「大多數野生動物實際處於不能吃飽的狀態，因此當它們碰到大量食物時一定會吃到身體能儲備到最大能量的狀態。」營養師朋友對我說，「人類可以吃飽也是最近這幾百年的事，之前的千萬年也是吃不飽的，能不儲存嗎。」吃，是本能；多吃，也是本能。

這下，愛吃的人高興了，看，這是動物的本能嘛。本能，屬於潛意識。為了方便後面的閱讀，在這裡我再次介紹一下什麼叫潛意識。剛才我說的本能部分，都屬於潛意識的部分，也就是我們不用想就會出現這種反應。比如餓了就本能的要吃，太冷太熱就本能會感覺不舒服，這都是潛意識的本能情緒情感反應。是的，我們的情緒情感大多屬於潛意識的部分，是一種發自內心的感受。就好像一個母親把孩子送到國外讀書，她意識上知道要為孩子高興，因為這對孩子的未來更好，但心裡還是會不捨、甚至難過，這種從心而生的情緒情感，都是屬於潛意識層面。

除了情緒情感，潛意識更深處是內心的渴望。比如剛才說的母親對孩子不捨的情緒，說明她內心深處更渴望什麼呢？

你會回答我，渴望和孩子不分離。那麼和孩子在一起又帶給母親什麼感受呢？對，是愛。母親給予孩子的愛和從孩子身上獲得的愛，也就是心理學常說的「流動的愛」。愛，就是她內心深處的渴望，也是我們每個人內心深處的渴望。

如果再往潛意識更深處走，我們會發現，藏在潛意識最深處的是生命本身。這聽起來有些抽象，我在擔任汶川地震危機干預員的時候，親眼見證了許多生命本身的力量。喪失了周圍的一切，即使痛不欲生，仍然頑強地活著。他們能找到我，對我傾訴，本身就是生命在求助。拋開天災這些極端事件，我們在第一章講過，從小到大就活在別人眼光裡的憂鬱症患者，他們很多人已經戀無可戀，卻堅持跑到我這裡做心理調整十次甚至二十次，這不是生命本身的力量嗎？我的一個焦慮症個案，在療程中他公司的老闆忽然惹上官司，自己也一次次被嚴厲地審訊，在這種情況下他不但一人扛起全公司的責任，仍然堅持每週做催眠治療。我在微博上發道：「每個個案都讓我瞭解生命本身的強大。我相信某時某刻，我們的生命都會開啟打不死的『小強模式』。」

再回到肥胖上，吃，確實也是一種生命本身的力量。當你面對美食的時候，你潛意識深處的生命力在對你吶喊：吃吧！

當然，你知道這是應該在飢餓的時候。然而很多體重超過標準的人在不餓的時候見到美食也無法自控。這當然也是潛意識層面的需要，我們都知道，把喜歡吃的東西吃下肚子裡，那種滿足感是無法形容的。這時候我們的內心會產生愉悅的感覺，我們都喜歡這種感覺。但另一面，你可能會因為擔心增胖而產生後悔與負罪感，悔恨自己管不住這張嘴，勸慰自己「我晚上不吃了」，「我明天少吃點」……在這樣一次一次糾結中肥胖著。我們知道，催眠就是讓你的意識和潛意識進行溝通，下面就來看看催眠減肥怎麼做的吧。

剛才已經說過，首先，我會用催眠幫助個案整個人達到一種平靜的狀態，特別是面對美食可以平靜。前面我已經講過很多催眠幫助平靜的方法，如呼吸練習法、喚醒加深法……當個案在深度催眠的狀態下是完全平靜的，個案也會在一次次催眠過程中熟悉這種平靜的感覺，並把這種平靜的感覺帶到生活中去，面對美食可以平靜。

當然，還有很多提高面對美食時自控力的方法。下面介紹美食減敏法。之前的文章中，我很多次提到系統減敏這種催眠方法。催眠可以幫助個案完成對外界評價的減敏，對重要場合緊張性減敏，對特殊物質如油漆的減敏，當然也可以完成對美食的減敏。

催眠師會用幾次催眠幫個案進入更深的催眠狀態，在深度平靜時，個案在意識與潛意識同時開放的情況下，腦海裡浮現最誘惑的美食，如果在飢餓狀態下完成，則更有衝擊力。

這時候，我會問個案身體有什麼感覺。心裡有什麼感覺。這樣幫助個案細化感覺，以便個案在生活中面對美食能夠自我察覺。同時，我為個案定錨：「如果最想吃是十分，你現在有幾分？」並且我會讓個案觀察事物的顏色、味道和其他細節，讓個案更想吃，定錨指數達到十分，從而加強衝擊感。當個案感覺達到高分，我用喚醒加深或眼光擺動的方法，說明他們迅速降到平靜狀態。喚醒加深的方法我在第一章關於失眠中提到過，類似於本來早上你會七點鐘自然醒，結果我六點鐘叫你起來，你又睡著了，最後上班反而遲到了。

個案在前幾次催眠中已經熟悉了用喚醒加深的方法變得更平靜，會條件反射地進入平靜狀態。而我之前已經介紹過眼擺，就是改變目光在腦部的反射位置，從而達到迅速平靜的效果。

這樣，每次催眠做兩次美食減敏，幾次催眠之後，個案會建立新的條件反射，看到美食馬上平靜，從而增強了對美食的自控力。聽起來很棒，是不是？

「可是我就是喝水都會胖的人。」很多個案告訴我。「體重的增減第一因素不是運動量的多少，而是基礎代謝問題。」營養師朋友對我說，「很多人發胖了之後才去運動一次，即使一次運動幾小時，成效也是甚微的，如果很難保證每天都進行一定時間的運動，並且形成運動習慣，基礎代謝是不會受影響的。換句話說，你偶爾去運動幾次沒有用，必須形成長期的運動習慣才會對體重有影響。」基礎代謝指的是我們最基本的新陳代謝，每個人是不一樣的。除去遺傳，飲食結構、生活方式以及運動習慣都影響著一個人的基礎代謝。

催眠中有沒有提高人體基礎代謝的方法呢？我來告訴你，有。這麼神奇嗎？不知道看書的讀者有沒有練過氣功的朋友，我聽聞氣功某些時候也是透過「意念」來感受甚至控制「氣」，那麼這裡催眠就會有一些相同之處了。下面，我們一起來體驗一下吧！

首先，你需要做幾分鐘呼吸練習，幾分鐘呼吸練習之後為自己做一次十到零的加深。這兩個練習我之前都教過，還記得怎麼做嗎？十到零加深一定要配合呼吸，每呼吸一次自己心中默數一個數字並暗示自己更放鬆。注意，只要十到零加深一次就好，催眠師不在身邊千萬不要自己加深太多！謹記！呼吸練習和十到零加深後，你把雙手放在腹部，自己感覺掌心有一股熱量，慢慢擴散到你的腹部，自己去感覺一下。

然後睜開眼睛。

怎麼樣？感覺到了熱量嗎？減肥個案在深度催眠時，催眠師可以引導個案把這種熱的感覺擴散到全身，透過一次次的練習，個案可以保持二三十分鐘之久。「我每次都真的出汗了，做完之後還特別熱，很舒服。」我的一個個案對我說。這個技術在催眠中叫「熱迴圈」。就像我之前一直提到，催眠是讓意識與潛意識同時開放，意識會傳達讓身體發熱的訊息，潛意識（身體本能）接收到之後會啟動身體，讓新陳代謝加快。

催眠正是用這些方法幫助個案減肥。然而，雖然有了強大的方法，還有更複雜的個案。

一天，一個個案聽說催眠能減肥並找到我。她屬於略微發胖，看起來也很和諧，並不會給人不舒服的感覺。可是她卻說自己胖了之後不敢照鏡子，感覺自己特別難看。

「我工作非常努力，一直要求自己做到最好。後來我累垮了，休息在家，好幾天連話都說不出來。就是從那時候開始發胖的，以前屬於中等身材吧。」她對我說，「我用中醫調理了身體，後來花了幾萬塊錢報名瑜伽減肥課程，持續練習了半年多。我嚴格按要求去完成鍛練，最後同班的所有人都瘦了，而我體重反而上升了，教練都特別驚訝。我又試圖用中醫調理減肥，結果吃了反而更胖，中醫都奇怪說我怎麼和其他人相反。」「有越累越胖的現象嗎？」我問。「一開始確實是累垮身體後開始胖的，但是後來就很少工作了，也持續發胖中。而且感覺和飲食也沒有關係，我少吃多吃，都不會特別影響體重。我學過一些心理學，其實我也想瞭解一下自己潛意識裡的東西。」「你認為你的體重和潛意識有關嗎？」

我問。她笑笑說：「不知道，可能吧。不然也太奇怪了。對了，我還想戒煙。」「還想戒煙？」「對。你知道嗎？抽煙的人自己是不會討厭煙味的，但是現在我討厭煙味了，一點點煙味都能聞出來。而且也開始討厭煙灰弄得家裡髒髒的。」她說，「我是個老煙槍了，習慣手裡拿著煙，有時候都不一定抽，但一定要點上。我問」「為什麼呢？」。她回答「習慣，也喜歡點煙的那種感覺。」。我問「點煙給了你什麼感覺？」。

她想想說：「我不知道。」

第一次催眠中，我發現個案呼吸短淺，並且屬於高度情緒控制型。這裡我來介紹一下催眠中所說的情緒控制型指的是什麼。情緒控制型人指任何事都不會輕易表達出來，這類人會把情緒藏在心裡，不管語言或者身體都會盡量做到自控。

與之相反叫作軀體表達型。軀體表達型人善於透過語言和肢體動作把自己表達出來，甚至衣著都會比情緒控制型的人花俏。可以看出這兩類人：一類情緒向內，一類情緒向外。

另外，在這位個案第一次催眠中，我注意到她很難感知自己的情緒甚至身體反應。當我問道：「你察覺一下自己，現在是什麼樣的心情？」她幾次回答的都是「不知道」。這種情況我在之前也提到過一次。重大創傷或童年不當的教育會引發心理的自我保護，造成麻木不仁的身心分離現象，長期感知不到自己的心情甚至身體狀態，潛意識就會發出各種訊號提醒你。身心分離與敏感是相對應的兩種現象，這種現象也有自己的妙用。比如，我曾經在催眠中幫孕婦掌握主動身心分離的感覺，用於降低分娩疼痛。這種身心分離的感覺還可以用於手術後降低痛苦。任何一種品質都有兩面性，催眠的最高境界是可以根據個案情況靈活應用其各種品質，靜若處子，動若脫兔；可以集中於一件事物，也可以八面玲瓏；可以有時候神經很「麻木」，也可以在需要時敏感地察覺周圍……生活的彈性非常大，我自己也在學習的路上。

有時候，我也很難從一次催眠判斷個案產生行為的原因，因為背後涉及個案幾十年的成長過程。我願意和個案一起探索，幸運的是這位個案也願意。

我決定從解決身心分離下手。一方面慢慢引導個案改善呼吸狀態從而降低焦慮；另一方面開始讓個案從察覺身體感受開始練習身心連接。

催眠增強身心感受力有幾種方法，這裡我帶大家一起體驗一種漸進式放鬆法。首先，你還是要做幾分鐘呼吸練習，三到五分鐘即可。大家可能慢慢注意到了，後面這幾章我帶大家做體驗時，都會首先加入呼吸練習。呼吸練習真是簡單好用的訓練方法，可以幫大家進入更深的催眠狀態，從而獲得更好的體驗。我的個案很多時候在催眠時也是從呼吸練習開始的。等一下你先做三到五分鐘呼吸練習，然後一起來看下面的文字。現在，我想你已經調整好呼吸，那麼我開始帶大家體驗漸進式放鬆。我每說到一個身體部位，你會真的去感覺一次：感受你的雙腳在放鬆……這種放鬆的感覺正在向上傳遞，傳遞到你的腳腕，放鬆……小腿放鬆……大腿放鬆……腰背放鬆……雙肩放鬆……雙臂放鬆……全身完全放鬆……現在，自己再閉上眼睛去感受一次，然後睜開眼睛。怎麼樣，感覺到放鬆了嗎？有些身心分離的人很難精確地感受到身體部位的放鬆。另外，還有很多人做完漸進式放鬆後告訴我全身酸痛等，這正是你有了軀體感知的表現，也就是說你身體本來就累了，只是之前你沒有感覺到。

幾次催眠後，個案呼吸漸漸加深，同時慢慢開始有了身體感知。「我覺得胸口有一種說不出來的感覺。」雖然說不出來，但已經有了感覺。第四次催眠之後，個案告訴我：「我越來越能聞到煙味了，以前我點煙都是無意識動作，現在很多時候可以感覺到。我不知道是不是因為這兩個原因，平時抽煙少了一些。」但是，個案的體重並沒有變化。

這個階段，個案的潛意識已經浮現，我開始用樓梯意象增加個案的安全感，問題開始慢慢浮現了。當個案面對台階，她告訴我感受是「飄」。很多個案包括我之前做過的一個戒煙個案，都曾經在催眠中用「飄」這個字形容自己，那是一種心裡非常不踏實的感覺。

「你能感覺到雙腳穩穩地踩在台階上嗎？」「不能。」

很多個案會這樣回答，甚至有的個案連自己在哪都感覺不到。

之前我談到過，在樓梯意象中有的個案看到了非常不安全的台階，這是內心對於外界恐懼的表現，而有的個案的台階並不危險，但「自我」部分卻出了問題。

「現在請你在意象中慢慢低下頭，看看自己腳上穿了一雙什麼樣的鞋。」我引導個案去感知雙腳。個案嘗試了一會兒對我說：「我看不到腳。」「好的，過一會兒，你會走下去，請你感覺一下每走一步你的腳都穩穩地踩在台階上。」我繼續引導個案體驗穩定的感覺。喚醒後，個案告訴我，隨著慢慢向台階下走，可以感覺到腳踩到地上了。

第五次催眠，個案看到了光著的腳，而第六次，個案的腳上穿了自己的鞋，並且告訴我可以每一步都很穩定。

「我平時抽煙真的少多了，我的朋友都這樣說。我覺得心裡好像踏實了，以前都是飄飄的不知道該怎麼辦，所以習慣去拿點什麼，不然總覺得沒著落。」

個案的回饋給我提供了重要的資訊，第七次催眠時，我讓她在樓梯上去觀察腳，強化踏實感，之後我讓她觀察自己的手。

「你有什麼感覺？」我問。

她在潛意識裡看看回答：「我想抓東西。」

「抓什麼？」我問。

「不知道……不抓東西我心裡不踏實。」她說。

「如果拿一根煙你會踏實嗎？」我問。

「會。」她立即回答。

「如果把煙換成別的東西，你會換成什麼？」我問。

「筆吧。」她回答。

「好的，再看看你的手。」我引導她觀察自己的手，之後走下台階，然後再次觀察手。

「有什麼感覺？」我問。

她想了想回答：「我覺得這樣也不錯，我的手滿好看的。」

之後的兩次催眠中，我強化了她的安全感與空手的關係。

她發信告訴我，她現在幾乎不抽煙了。「我感覺沒有必要了。」她說。同時我注意到，她給我發的信文字開始多了起來，不但自我感知增強，也有了幽默感：「戒煙不錯，解決肥胖有辦法嗎？」與語言行為對應的，是她催眠中軀體化語言開始越來越多。催眠中所謂的軀體化語言，即可以用身體去表現放鬆感，如頭低垂、手腕垂下等。這是情緒控制型人開始可以自我表達的重要體現。

我利用第一週期催眠的成果，繼續加強個案身心連接，由於個案已經接觸到潛意識的層面，根據第二週期的目標，我讓她在樓梯之後，看到了潛意識的大門。潛意識大門是催眠中非常常見的潛意識意象，電影《催眠大師》裡也多次出現過。這個大門實際上是為個案定錨，幫助個案潛意識深處的意象更好地出現。

「現在你的面前出現了一扇門，告訴我它是什麼顏色？」

「是一個棕色的木頭門。」個案回答。

「這扇門是開著的還是關著的？」我問。

「關著。」她說。

「好的，過一會兒你會打開這扇門，門裡有兩把椅子，一把椅子上坐的就是你肥胖的原因。它會變成一個具體的事物坐在那裡。」

我說。個案在潛意識裡推開門，告訴我看到一把椅子上坐著一個燒焦的人。說著，我看到個案流下眼淚，這是個案非常大的進步。

「我看到你在流眼淚，能告訴我原因嗎？」我問。

「我感到這個燒焦的人很可憐。」她回答。

「這個人在看你嗎？」我問。

「沒有。她用力低著頭，不看也不聽，沒有人幫她。」個案回答。

我讓個案在潛意識和這個燒焦的人溝通，她告訴我這個人拒絕和她溝通，但好像表情緩和了一些。喚醒後個案告訴我，她覺得那個燒焦的人就是自己。

「我感覺是這樣。我不想看也不想聽。我就是被燒焦了一樣，好可憐。」她說。

過了兩天，個案發信給我，對我說：「我感覺我之所以胖，是因為我心裡總感覺不滿足，所以我不停地要。」

「要什麼？」我問。

「吃。」個案回答。

我問：「吃可以滿足你嗎？」。

個案說：「其實沒有，我的內心並沒有滿足。」

我問：「所以你的體重在告訴你身體已經夠了？」

個案回答：「可能吧。」。

個案說：「你心裡真正需要的是什麼？」

「我想想。」

當我們再見面時，個案坐在我對面，把她的成長經歷告訴了我。「我母親是個極端情緒化的人，我小時候一直感覺是母親在欺負我父親。我從小幾乎是我姑姑帶大的，我母親根本沒辦法帶小孩。我不喜歡我母親的樣子，非常不喜歡。我偶爾一次看到鏡子裡的自己有點像母親，所以馬上剪短了頭髮。」

個案指了指自己的短髮，繼續說，「所以我從小就去練習控制自己的感情，到現在我都覺得哭是不對的，是解決不了問題的。以前我也這樣教育孩子，後來學了一些心理學，感覺自己變了一些。我開始接受孩子哭和其他情緒，但是自己已經習慣不表達了。」她停了一會兒，再次抬起眼睛說，「我現在察覺到我心裡真正的需要，我還是有情感的需要，包括和父母的親情，還有友情和愛情。我對男人已經好久沒有愛情的感覺了，我覺得自己沒有愛的能力，不會愛了。」

一開始我已經瞭解到，個案是一個單身很久的媽媽。

「朋友也是，我對朋友都會保持一個很疏遠的距離，平時偶爾聚一下還可以，如果總是在一起或者太親密我心裡就煩了。我每天都需要很長的獨處時間，我覺得獨處才是休息。」

「獨處的時候你在想什麼？」我問。

「發呆。什麼都沒想。」她回答，「但我現在察覺到自己內心還是需要感情。」

我問：「渴望情感的流動？」

個案說：「對。」

個案到了這個階段，潛意識已經完全打開，除了配合其他催眠技術，潛意識本身的療癒效果也是驚人的。這一次個案的潛意識中的人產生了變化。「好像……坐著的是我自己。」個案在催眠中說。

我問：「是現在的自己嗎？」。

個案說：「是的，她呆若木雞的坐著，好像沒看見我。」

我問：「好的，你現在身旁有一面鏡子，你轉頭看看，自己又是誰？」

個案在潛意識中觀察了一下，告訴我：「我挺瘦的，挺好看的。」

我問：「是你以前嗎？」。

個案回答：「不是」。

根據我的經驗判斷，這是個案理想中的自己。我讓理想中的自我與對面真實的自我溝通，個案告訴我：「她不理我，好像根本聽不見。」

我問：「你願意走近她嗎？」

「願意。」

我讓個案靠近現實的自己，並把手放在現實自己的肩膀上。我又問：「你會一直關注她，和她在一起的，對嗎？」「對。」個案說著，又流下眼淚。「告訴她。」我說。個案把自己的關注在潛意識裡傳遞了過去。

個案告訴我：「她好像……發現我了。表情還是呆呆的。」

喚醒後個案告訴我，自己確實變成了理想中的人，而椅子上的才是現在的自己。個案說：「我現在就是這樣，不想看也不想聽，呆呆的。這可能就是我內心不滿足的原因。」

當潛意識察覺到問題的時候，個案就會開始成長。一位心理學家說過：「人永遠都在往心裡更舒服的方向努力著，都在自行修復著。」第二週期的第四次催眠前，個案坐到我面前，對我說：「我小時候總覺得我母親欺負父親，我都是站在父親一頭的。最近我在觀察中忽然察覺到我父親好像很享受這種感覺。」「哪種感覺？」「追著我母親的感覺。」我問：「你最近和父母關係開始有變化了嗎？」

「是的。以前不願意和他們聯繫，現在不煩了。平靜下來觀察，我發現他們之間是有愛的，只是用他們自己的方式。」個案回答。「你感覺到愛了？」我問。個案一笑說：「是。我和朋友也更親密了。有時候還是想自己休息休息，還在學習階段吧。」「體重怎麼樣？」我問。「最近沒太注意，回頭我量量看。」我注意到，個案比以前愛笑了。

緊接著的一次催眠，個案潛意識中的自己變成了現在真實的自己。推開潛意識的大門，她看到了一個房間。「這好像是戶人家，我有熟悉的感覺。」個案在潛意識中對我說：「我感覺是被邀請來的，但是屋子裡沒人。」

「屋子裡有什麼？」我問。「就是普通的房間。」個案說。

「你現在想要做什麼？」我問。個案想了想說：「我想等一會兒。」「好的。」我陪著個案在潛意識裡等待。過了一會兒她說：「好像來了。我聽到腳步聲。她從樓梯上下來了。」「誰下來了？」我問。「一個……挺瘦的……穿著白裙子……應該就是我。」個案說：「她過來了……她對我笑，把我拉起來了。」我靜靜傾聽，等待個案的意識與潛意識自行溝通。「她好像特別有活力，堅定，有主見。她一直引導著我。」個案說。「你願意嗎？」我問。「願意。」個案很肯定地回答：「她把我拉到門口，好像要和我出去。她讓我和她一起打開門。」我再一次問：「你願意嗎？」「願意。」個案毫不猶豫地回答。「好的，那就這樣做吧。」我說。

「打開了。」個案告訴我。「門外有什麼？」我問。「一片草原，太陽光。

很美。她要我和她一起走出去。」在這次催眠中，個案成功地被她心中的自己帶了出去。「以前我的心理學老師說過，我和我的內在沒有溝通。現在我感覺有了。」個案說。

我為她又做了幾次催眠鞏固，一天，她發信告訴我：「我瘦了。」三個月後，我發信回訪她，問她怎麼樣，她沒有說體重的事情，而是回覆我：「我現在很快樂，開始學拉小提琴了，還計畫去旅遊。」

這是一個複雜的減肥加戒煙個案。精神分析提出，任何行為都是潛意識的表現，或者說，任何行為都是有它背後的心理需求的。我的助教大鵬對我說：「抽煙有助於思考。」

我想煙民們肯定有這種經驗，思考或身體疲憊時都會抽更多的煙。如果從我的角度觀察，抽煙的過程是一種類似自我催眠的過程。在抽煙的過程中人不得不深吸深呼，也是一種呼吸練習。在這樣的呼吸練習中，看著煙霧縹緲，心情得到放鬆，潛意識完全打開，意識和潛意識進行了一次對話。除了煙草裡含有的成分，這可能就是人們所說抽煙舒壓的一部分原因。

喝酒也是同樣道理。「我每天晚上沒有酒就不能入睡。」

我的一個個案告訴我。很顯然，這種情況和我前文提到藉助藥物入眠的情況類似。那位個案曾經說過如果把安眠藥偷偷換成別的，她也能睡著。之後我瞭解到這個戒酒的個案從小喪失了母愛，父親嚴厲，他每天都在恐懼擔心中生活，幾歲時就每天害怕不敢入睡，慢慢形成了依賴酒精才能入睡的習慣。他的內心自卑又沒有安全感，對愛又渴望又害怕。我用催眠增加他的安全感，同時為他在潛意識中重現童年與父母，為他做了親密關係的處理。一個週期後，他順利擺脫酒精依賴。

「我餐餐必喝酒，酒好喝啊。」另一個個案對我說。「那為什麼還要戒？」我問。「年紀大了，身體扛不住了。」這位個案說。這位個案很顯然和面對美食無法自控的情況一樣，屬於自控力不夠，想戒又戒不了的情況。我用催眠增強他的自控力，並配合減敏，幫他成功擺脫每餐必須喝酒的現狀。「我感覺自控力增加之後，自己可以掌控自己了，心裡也覺得踏實了，這種感覺真好。」個案回饋說。

就像我的好朋友所說：「煙癮酗酒也好，無節制地吃也好，我認為或多或少的都是一些自我放棄的行為，他們很多人內心充滿無力感，覺得自己無力掌握自己，也無力掌握環境。」

瞭解是改變的開始，當你開始對一種事物上癮，請你問問自己的心，到底需要的是什麼？逃避的又是什麼？阿德勒說過，我們每個人都會用自己的方式追求優越感和舒適感。

請問問自己，此時此刻你選擇的方式真的能彌補你內心的需求嗎？如果選錯方向，就像希望語文考高分卻拚命的學音樂，最後的結果肯定不是期待的。

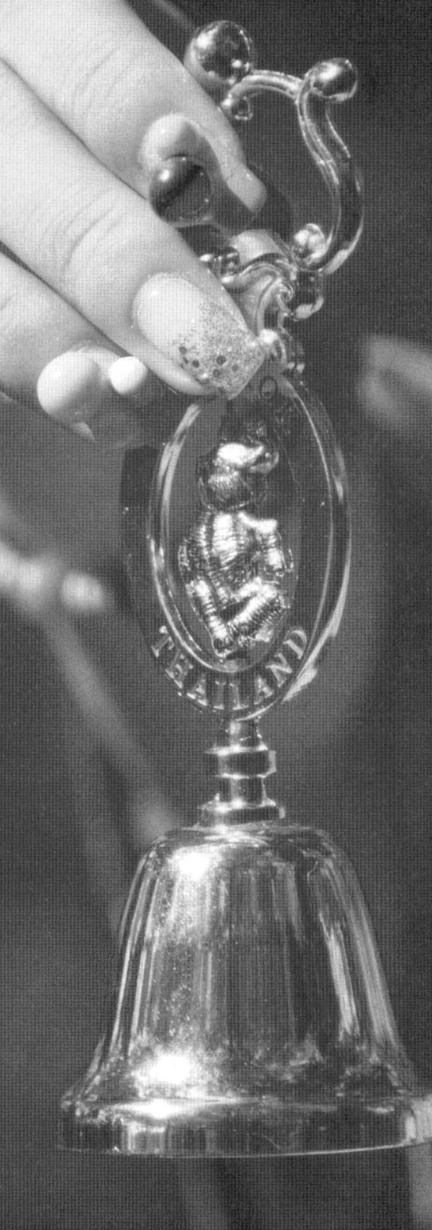

第六章

催眠讓我上學了

說到厭學，我接到的個案下至小學一年級，上至大學生，真是涵蓋了所有學段。我懷疑我再這樣繼續接受厭學個案，遲早會有「厭幼稚園」的個案。別笑，我四歲的女兒有一次咳嗽，一週沒去幼稚園，之後再去幼稚園的時候天天唸著：「我不想去幼稚園。」

我接到的長時間不上學的個案，多半起因於一次生病休假。「我一直都是好學生，太累了。初一的時候我胃病休息了一週，我忽然覺得好舒服，之後就開始斷斷續續請假。」

這是一個半年多不上學的學生個案對我說的話。更甚者，很多厭學的學生已經出現了心因性軀體疾病。「小孩一上學就說肚子疼，查不出毛病，可是看她疼得都出汗了，不像裝的呀。」

每一個厭學的孩子和家長，對於學校都有說不完的「血淚史」。在本章，在教育系統工作過十多年的我要詳詳細細地把人從出生到學校畢業的心理歷程介紹一遍，盡量幫助父母們更瞭解孩子的心理特點，以便在高強度的學校環境中給孩子一點點心靈的自由，給父母一些慰藉。說句流行的話：

謹以此章獻給全天下的父母。

厭學，我們第一個想到的就是長時間不上學，也就是「厭惡上學」。如果去上學，但是人在課堂心不在算不算厭學？

不聽講算不算厭學？不寫作業算不算厭學？厭學，從字面上又解釋為厭惡學習。問題又來了，不學習學校的知識，喜歡自己看書算不算厭學？社會成了「高爾基的大學」，那孩子呢？

於是作為父母的你會說，全世界能有幾個高爾基，這個社會還是要看學歷的。好，那麼下面我從小寶寶剛出生的心理特點開講，讓各位家長能更好地瞭解幫助孩子，成為孩子的「催眠師」。

嬰兒經過自己的努力，從擺脫母親子宮的溫床到呱呱落地的一刻開始，就面對了一個嶄新的世界。他們不認識這個世界，也不認識自己。我們肯定不會記住自己出生時擺脫母體那種求生的努力，這時候或者更早，心理學的種子已經悄悄種在了每個人的心裡。

從出生到一歲左右，心理學稱為口慾期或口腔期。寶寶會透過品嘗感知世界和自己的身體，嘴是孩子的主要感知工具，這是由於最原始的食慾需要。你會發現孩子除了本能會吸奶，還不斷把東西和自己的身體放在嘴裡品嘗吸吮。

這個階段的初期，孩子分不清自己和外界，他透過吸吮自己之後感覺到被吸吮甚至啃咬，來確定自己的身體部位。透過嘴感覺物體的軟硬口感和溫度來認識世界。我之前曾提過，這個時期如果你因為擔心衛生問題而阻止了孩子用身體特別是口唇感知世界，那麼孩子有可能在感知方面會出現一些問題，從而引發身心分離等現象。

看到這裡，如果你想：「糟了，那時候我就是什麼都不讓寶寶往嘴裡放，以後孩子會不會出問題啊？」沒關係，因為音樂、繪畫等藝術，包括運動、旅行等都可以彌補一個人感受力缺乏的狀態。

一歲之後，孩子慢慢從口腔期過渡到肛門期，這也叫第一自主期。我的一個學精神分析的學妹說：「肛門期，說白了就是拉屎要讓我拉完，辦事要讓我做完。」這個時期你會發現孩子開始有了自我的概念，並且想要獨立完成很多事情。

有些父母會認為這個時期的孩子不聽話了。很多父母在這個時候怕孩子完成不好事情而剝奪了他們自主做事的動力，「我怕寶寶傷到自己」「他自己弄多麻煩，我還得收拾」……各種各樣的包辦代替，培養孩子自主性的階段就這樣浪費了。

如果你驚覺這個時期自己沒有做好，那麼從現在開始多讓孩子承擔責任，甚至多讓他們把話說完都是重要的。「學會觀望，學會等待。」這是我女兒幼稚園老師說的一句話，深有感觸，故用在這裡。

有趣的是，精神分析提出口慾期沒有發展好的孩子表達能力會很弱，說話說不清楚或表達不清；肛門期沒發展好的孩子說話很急，急於讓別人接受自己的觀點。在你身邊發現這樣的孩子了嗎？

三歲之後，孩子進入了伊底帕斯期。這一名詞來自古希臘神話中王子伊底帕斯（Oedipus）的故事。王子在不知情的情況下，殺死了自己的父親並娶了自己的母親，因此又稱「戀母情結」。也就是說，這個時期的孩子在心理上有了性別意識。

而此時把孩子送去幼稚園，群體生活會幫助孩子更好去區分與對比，從而強化性別意識。這個時期的男孩開始用玩具刀槍和父親「戰爭」，一個男孩的母親告訴我：「我家孩子算是老實的，但也天天嘴裡模仿著槍聲用槍對著他爸爸打。」

女孩則開始用母親的化妝品。我四歲的女兒只要一看到我的化妝品就開始一一使用，並且成功毀壞掉我無數隻口紅。

從精神分析來講，他們開始和父母中的同性爭奪。如果此時男孩的母親表現更愛孩子而忽略孩子的父親，那麼男孩子容易形成戀母，反過來的情況則是戀父。

我曾接到過一個來做家庭關係的個案，已經年近四十，離過一次婚，目前單身狀態的他還和母親睡在一張床上。「我知道我的家庭比較特殊，但我覺得沒什麼，每個家庭有自己的模式。我母親從我小時候就離婚了，就是離不開我，我怎麼辦？」這位個案說。他帶來的女朋友對我說：「我第一次去他家，他媽媽就哭著求我接受她，說以後結婚一定要和他們一起住。可我沒想到是他們倆住一起呀！我們去約會，他媽媽老跟著，我覺得是因為沒老伴，我都忍了，可這……他告訴我他之前離婚就是因為這件事。」

從小帶著男孩生活的單身媽媽出現這種家庭模式特別多。很多單身媽媽失去丈夫之後會不自覺把對丈夫的要求和愛也一併轉移到兒子身上，這樣從小兒子就扮演了雙重角色，並且與母親形成了相互依戀的關係。很多不理智的母親還會不斷灌輸孩子：「我是為了你不找新爸爸的。」潛意識的台詞就是因此你要回報我更多愛，你要對我這種行為負責，你要代替父親來愛我。即使這位家庭關係的個案用「我母親離不開我」來推卸責任，實際他對母親的依戀也是可想而知的，並且他不願意打破這種親子關係來完成心理上的「斷奶」。但可以感覺到母親、兒子和女友都是不舒服的，母親也在自己對兒子的依賴和渴望兒子結婚的矛盾中糾結著。我同時為三個人做個案催眠與家庭治療，三個人同時得到了成長。

六歲之後，兒童們順利進入小學，來到了低年級（一二年級）。孩子們這個階段更懂規則，更會交流。從現在開始，各位家長就可以更好的做「媽媽催眠師」和「爸爸催眠師」啦。

讓我來教你。

低年級的孩子從幼稚園到進入小學，面對一個全新的環境，他們學習的重點從適應群體生活更多地轉變為適應群體學習，心理狀態發生了一個飛躍，也面對了一個挑戰。

記得我接到最小的一個厭學個案就是一年級的一個小女孩。她的媽媽很著急地找到我說，孩子才上學兩個多月，校長就親自找她，反映孩子在課堂完全不聽課，也根本無視規則，到處亂走亂說，影響同學。校長建議這位母親帶孩子去醫院檢查注意力等問題。

我聽完母親講述，問母親：「孩子平時喜歡做什麼？」母親說：「看卡通，玩遊戲。」「看卡通和玩遊戲的時候能專心嗎？」我繼續問。「特別專心。誰叫都不理。」母親回答。問到這裡我已經可以初步判斷孩子不是注意力的問題。

之前的章節我也提到過，很多家長、老師把孩子上課不專心聽講歸結為注意力問題，現在讓我們繼續往下看吧。

之後的一天，我出訪到孩子的家。孩子正在拿著手機看卡通。母親和奶奶一直讓孩子和我打招呼，孩子卻不怎麼想理我。

我示意不用勉強，默默地坐到孩子身邊觀察孩子。孩子認真專注，我開始慢慢和孩子聊動畫片的內容，孩子一開始不怎麼接話，沒一會兒，她就和我交流自如，內容對應和邏輯思維完全沒有問題。同時我注意到孩子的母親和奶奶一直交叉火力般在給孩子提各種要求。「別看了，休息會兒眼睛！」「手放在桌子上看。」「阿姨問你話呢，快回答。」……短短幾分鐘兩個家長已經給孩子提出十幾條要求。試想，如果你在專心做一件事的時候，旁邊人不斷要求你，你的心情如何呢？

我阻止了孩子的母親和奶奶，和孩子繼續看卡通。靜靜地看了十幾分鐘後，孩子自己放下了手機，開始和我聊天。

看，孩子就是這麼簡單，當她感覺到外界的接納，孩子是非常願意交流的。相反，如果外界都是要求甚至指責，孩子一定會逃避到自己的世界裡，網路上癮症就是這樣形成的。

和孩子說了一會兒話，孩子請我陪她玩玩具。她玩的恰好是角色模擬類兒童遊戲，我們一人拿一個娃娃開始遊戲。阿德勒說過，教育孩子最重要的是讓她學會合作，而遊戲則是孩子最樂於接受的合作方式。遊戲中教育孩子的方式也很重要，孩子其實是很機靈的，你的教育太明顯，她就知道你在「催眠」她。在和孩子玩的過程中，多讓孩子思考該怎麼處理，孩子處理不當的時候可以和孩子交換角色，幫孩子學會換位思考。我正是這樣做的，她的母親一直在旁邊看，很快也學到了這種方法參與到遊戲中，孩子非常開心。

家長的建議和指導一定是出於愛孩子、為孩子好的目的，但過多的建議和指導會讓孩子認為自己不行，無形中降低了孩子的自尊與自我思考的能力。我們心理諮詢中也有一句經典的話：「如果你不知道怎麼處理個案，請你做到無分析、無評價、無建議。」當你開始過多的分析建議，無疑是把自己放在了一個指導者的高姿態。面對孩子更是如此。放權給孩子，她自己想出來的主意不但更能做到，也樹立了孩子的自尊心。

之後我用遊戲與心理繪畫一直為這個孩子做調整，並慢慢配合幾分鐘的催眠平靜情緒的訓練，孩子一點點的渡過了對學校的不適應期。

學校就是孩子的小社會，班導師就是社會中的最高權威。孩子只要獲得一些適當的幫助，就會自行遵從群體潛意識，對最高權威認同，有時候甚至是無條件認同，出現老師的話就是聖旨的現象。群體認同的力量大於個體認同，這就是為什麼孩子更聽老師話的重要原因。

我想起在學校做催眠研究時的一個趣事。那天是小學生做眼睛保健操的時間，我正好在一年級的一個班裡。做眼睛保健操的時候我試圖糾正一個孩子的做操姿勢，這個孩子嘀咕道：

「導師說這樣做，您說那樣做，我到底聽誰的？」旁邊一個同學馬上對他說：「誰在聽誰的！」看，才一年級的孩子不但會權威認同，還會靈活運用，潛力真是無限。

除了剛才用個案舉了一些心理學方法的例子，我這裡再教家長們一個家庭「催眠」方法。對待低年級的孩子，要給具體化直接暗示。

什麼叫具體化直接暗示呢？比如，你想讓孩子坐好，如果說：「坐好。」那就不是具體化暗示，孩子會想：「我坐的挺好啊。」你可以試著說：「腰挺直，腳放在地上。」也就是告訴孩子怎麼才叫坐好。如果配合你溫柔鼓勵的語氣，和柔和的身體動作（如拿手放好孩子的腳），效果更佳。

同樣，如果你諷刺的說：「瞧你，坐的多好啊！」「真會享受哈！」這就不叫直接暗示。這樣不但不利於孩子改正錯誤，對於孩子今後的處事風格都會有一定影響。各位父母催眠師們，對於小孩子，一定要給予平和的直接表達。

低年級結束，孩子升入小學中年級（三四年級），這時候進入了一個小小的叛逆期。有句俗話說：「八歲九歲狗都嫌」，說的就是這個年齡段。有一位心理學老師說：「我不同意叛逆期的說法，我覺得應該叫覺醒期。」我認為這句話說得太好了。

這個年齡段，孩子有了更強的自我意識，同時批判區開始迅速活躍起來。以前我講過批判區，這是人最強大的自我保護系統。這個年齡段，你會發現孩子開始評論老師與家長，對老師不再言聽計從。他們面臨著家長教我看世界到我要自己看世界的轉變與壓力，同時因為這種身心躁動而受到更多壓制，因此這個階段抽動症與厭學的孩子非常多。

在這裡，我簡單說一下兒童抽動症，這種情況真是太常見了，我接到的這個年齡的抽動症個案非常多。抽動症有眼睛抽動、脖子抽動、嘴抽動等，真是各種抽動。很多家長會對孩子說：

「別動了，眼睛別動了。」有時候發現，越說孩子越嚴重。

如果去醫院看醫生，醫生會建議你不要老「提醒」孩子，盡量少批評孩子，這是因為抽動症是由於高度的壓力無法釋放而引起的。有時候治療不當，孩子雖然不抽動，可能壓力轉移到別的地方，形成新的軀體問題。

催眠治療抽動是非常快速見效的，只需要幫助孩子從心理上釋放出壓力即可。當然，不做催眠你也可以試試運動或多陪孩子做些他喜歡的事，幫助孩子把壓力釋放出來，孩子抽動症狀便自行緩解。

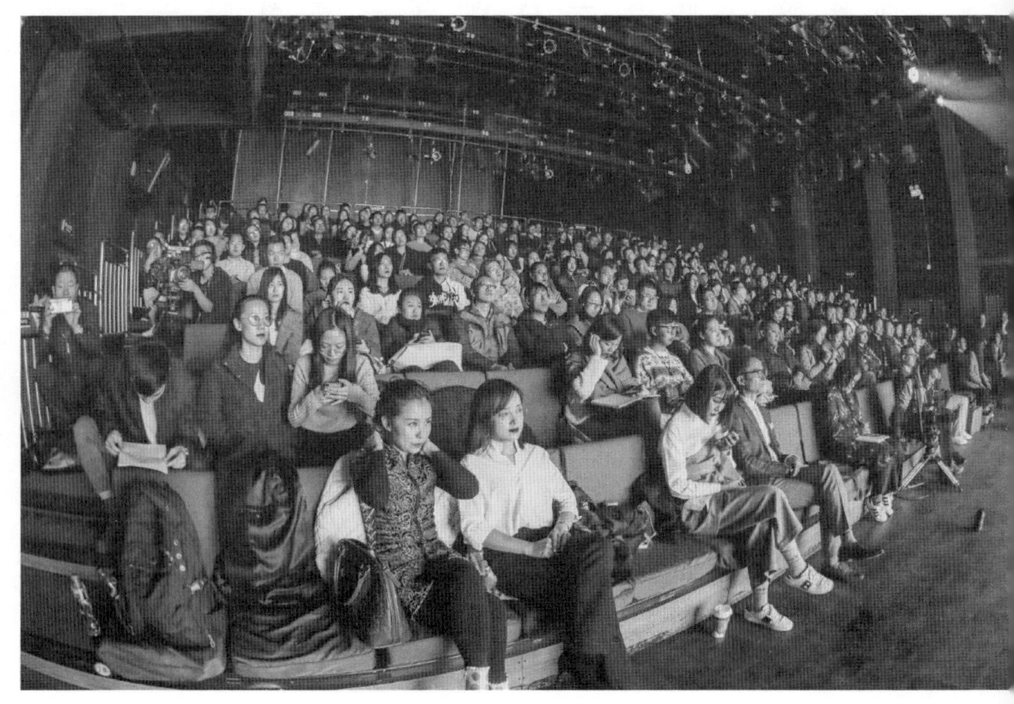

我前不久剛剛結束一個三年級厭學個案，小女孩已經陸陸續續請假不去上學快一年了。「她一開始是嘴巴抽動，帶她去看了醫生，醫生說不要再對孩子那麼嚴厲。最初她說不想上學我們都是硬拉著去，哭哭啼啼的。後來醫生這樣說了之後，我們就對孩子寬鬆一點，和她商量，結果孩子就這樣不上學了。您說這可怎麼辦才好啊？」孩子的母親非常焦急，真是管也難，不管也難。孩子的爸爸對我說：「孩子自己也挺安分，每天晚上不到九點就上床睡覺了，總是自言自語的說著第二天別起不來。結果到了第二天早上死拉著被子不起床，跟瘋了一樣。和奶奶在家待一天，晚上我們下班又和我們道歉，說明天一定起床上學。結果第二天還是一樣。」「孩子自己在家都做什麼呢？」我問。

母親說：「也寫作業，作業都沒問題，還在網路上和同學討論功課，作業也託我交給老師。」由此看來，孩子上學的困難可能不是課業負擔，那麼會是什麼呢？

我見到了這個胖呼呼的可愛小女生，小女生很容易溝通，剛開始雖然稍顯拘謹，但有問必答。我瞭解到她在校期間功課還不錯，老師和自己以及父母關係也都很好。我為她做心理繪畫測試，卻發現她與學校的心理路程很遠，並且充滿尖銳的雜草。我知道，這個小女生的順從只是配合。很多個案都會出現這種情況，特別是學生個案，他們會在潛意識裡把諮詢師當作老師來配合，把內心的真實想法和反抗掩飾起來。

我剛才提到，這個年齡段的孩子是批判區快速發展的階段，於是我從這裡開始下手。為了避免孩子的心理防禦開啟，我先從積極評價開始，讓她畫出學校最喜歡的老師。小女生的積極性馬上被激發出來，臉上終於露出真心的笑容。她興致勃勃畫著她喜歡的老師，我邊看她繪畫邊和她交流喜歡這個老師的原因，既幫助我瞭解她，也幫助她思維細化。之後我又藉機詢問她喜歡的其他老師與對老師個性及教學的評價。「這個老師人不錯，不過她的課我不喜歡。」在我的引導下，孩子可以很好地區分不喜歡老師的個性還是不喜歡老師教授的課程，以及更加細化的認識和評價。「數學老師碰到我們都不會的時候就著急了，別的時候不怎麼著急。作業量也不算多，改作業時很有耐心。」隨著我們聊的更多，孩子的評價也更細緻。

很多情緒問題來自泛化的評價，認為一個人某一點做得不好，就是這個人不好，甚至全人類都不好。如男人都不是好東西，就屬於泛化的評價。我在教育講座中常常會提醒家長，一定要幫孩子區分事情沒做好和人不好的區別，避免讓孩子以為自己功課不好就是整個人都有問題的自卑觀點。細化的思維可以讓一個人認識世界更客觀，更善於發現自己的困難在哪並且去突破。這位三年級的小女生用了半個小時細緻的畫了她最喜歡的老師，我看到她心中的老師容貌漂亮，服飾精美。之後我為她做了二十分鐘平靜心情的催眠。

第二次催眠前，我繼續和小女生聊學校，她興致勃勃地把印象深的老師和同學都談了一遍，讓我瞭解了這些人在她的心裡如何排序。這次，我讓小女生畫她最討厭的老師。因為之前的交流，孩子已經很信任我，她大膽的畫出了不喜歡的老師，邊畫我邊引導她對這位老師細化評價。我看到她將老師畫了一個猙獰的臉孔和刺蝟一樣的頭髮。我讓孩子把同學畫進去，並用對話方塊寫出老師和同學的對話。孩子與高采烈完成情景圖，自己哈哈笑著讀了七次同學和老師的對話。在笑聲中，孩子完成了對老師恐懼的減敏。

不知道讀者朋友此時是否學會了一些應用？減敏不一定在催眠中完成。面對我們恐懼擔心的事情，用一定的方法降低這種擔心，透過一次次的重複練習形成新的條件反射，這就是減敏。之後的幾次催眠前，我都用繪畫的形式讓孩子把擔心表達出來，並且和孩子角色扮演。我故意加入一些搞笑的情節幫助孩子擺脫對於場景和人的恐懼。然後我會用半小時給孩子做催眠，用來平靜孩子的情緒，並且在催眠中做一些樹立自信和努力堅持的練習。第五次催眠後，我用心理繪畫測試孩子，發現孩子和學校的心理距離縮短了，路也變得平坦。

之後的一天，孩子的媽媽發訊息告訴我，孩子早上還是起不來，但是下午開始上學了。「她現在回家，自己也經常畫畫學校的事，我覺得是一種特別好的疏導方法。她以前眼裡都是同學和老師的是非，現在好像沒那麼在意了。」我繼續為孩子做鞏固，一個週期後，孩子順利上學了。孩子是多麼簡單，只要教她一種方法釋放情緒，她就能做得很好。

我曾和崔博士在試點小學做了為期兩年的催眠研究，為試點校試驗班的學生每週早上做兩次五分鐘的催眠環節，每月更換一次訓練重點。研究測評與對比非試驗班後，發現催眠對於中年級學生在平靜情緒和心靈成長上效果最明顯，同時中年級與高年級迅速集中注意力方面進步很快。由此可以觀察出，不同年齡段的催眠狀態與受暗示程度是不同的。下面我們就來說說高年級。

高年級的孩子已經可以完成完整的催眠過程，他們的自我意識與動力比中年級孩子有很大提高。小學高年級面臨的最大挑戰無疑是畢業升學。我曾經在三所小學對一百名六年級同學做了一份焦慮原因調查，排名第一的就是升學問題。

「我不知道選擇哪所學校更好。」、「不知道國中的新環境能不能適應。」從問卷回饋可見，升學問題不光是擇校問題，還有對新環境適應問題的擔心。這兩者從心理學講，都是人對未知事物的擔心。我們都喜歡熟悉的環境，這代表心理上的安全。排名第二的是分離焦慮。「我捨不得同學們。」這是很多問卷的回饋。而對於學習本身的焦慮卻排在兩者之後。

高年級學生來到我這裡，我會先弄清他們的壓力來自哪方面，再針對壓力進行催眠。

說到問卷調查，我在做催眠研究的時候做過不少，小朋友的答案真的非常有意思。在這裡我想分享一個好玩又讓人思考的問卷回饋，供家長和老師們參考。我對三所學校一年級一百五十名小學生進行的調查，問卷上學生最不喜歡的課程竟然是體育課，原因是太累。而奇怪的是學生最喜歡的課程很多填寫的是足球、籃球等興趣課程，原因是有意思。這兩個答案出現在大量同一張問卷中。由於看似矛盾的答案，我詢問並觀察了一個月體育課與興趣體育的內容，並對一年級學生進行訪談，答案可能你已經想到，當小孩子在體育課上重複著相同的動作，並不斷被老師施加測試時，孩子興趣全無。

「我覺得心很累。」一個一年級孩子說出了搞笑卻一針見血的話。

篇幅有限，沒辦法把我在小學一線的所有經歷和收穫一一彙報，下面我們講講初中，這個最讓家長頭疼的年紀。大家都知道，這個年齡是人生最明顯、最激烈的叛逆期。為了更好地瞭解這個階段的孩子，我在一線做了兩年國中生心理研究，並且假扮成國中生進入他們的網路社群一年的時間。

這一年中我幾乎天天在群裡與他們聊天，我更加深切地體會到這一年齡段有著自己主觀又充滿鮮活幻想的世界，不論是否喜歡動漫、「言情小說」，他們的所有的世界幾乎都是二次元的，不瞭解這些你沒辦法與他們對話。他們個個自認為與眾不同，既對這種觀點自戀，又擔心這種不同帶來別人不好的評價。

「我覺得我不能被催眠。」這是前些日子來我這裡的一位國一女孩說的第一句話。我在大部分國中生口中聽過同樣的話，這是挑戰權威成功後的滿足感。果然，這個女孩第一次催眠五分鐘後就告訴我要結束催眠，並且在這五分鐘裡她一直在哈哈大笑。第二天，她又來了。這次她完成了不到十分鐘的片段流程，同樣一直在笑。從催眠完成時間我們就可以看到，讓這個時期的孩子接受催眠有時候比小學生還困難。

兩次這樣的「催眠」後，她對帶她來的母親說催眠沒用，然後離開了。我並不急切，生命的成長需要等待。兩週後，我又見到了這個女孩。這次她比之前穩定許多，我知道，她用了兩週的時間在心理上準備好了成長。果然，這次她順利完成了全部催眠過程，整個人呈現樂於溝通的狀態。

進入這個年齡段的世界並不容易，這一年中我在群裡與他們聊天，除了更瞭解他們，自己也釋放了很多童心，真是非常開心，非常感謝他們。對於這個年齡段的家長，我由衷地希望你觀望他們，並等待他們。

高中的孩子好了很多，他們的思維日益像成年人靠近。

來我這裡的個案闡述自我認識、家庭關係等都更客觀。高中這個年齡段來我這邊大部分情況是用催眠消除升學壓力，而這種壓力導致的現象卻是多種多樣的。有壓力型頭疼、耳鳴、身體過敏等現象，也有社交迴避、網路成癮等現象。總體來說，高中生普遍呈現思考過多的焦慮狀態，卻由於認識還不成熟，屬於知識與思維水準偏高，和心智不同步的情況。這種情況導致他們不會輕易接受催眠。「他聽說要來催眠，回家看了很多本關於催眠的書。他必須自己想明白怎麼回事才行。」這是一個高三個案的家長告訴我的話。這也是智力型人的特點。

「誰說學生個案受暗示強好催眠呢？他們阻抗太大啦。」我一個學妹說。是的，為學生催眠消除阻抗是相當重要的。

他們不像成年人屬於自發來治癒，他們大多數情況是被家長要求來進行心理干預，有時候我甚至會用四五次談話來建立關係，消除阻抗。正如一位知名家庭教練說的：「我做了一輩子學生個案，我要求家長多付一週期的款，就是為了消除孩子的阻抗，他們是小孩兒啊。」

即使前期消除了阻抗，學生個案也是十分不穩定的，這是由於學生心智尚且不穩定，他們決定的事情隨時有可能變化，約好的訪談時間經常會出現臨時取消的現象，或者在催眠週期中，當學生個案察覺到自己需要努力的環節，很多個案也會出現阻抗的反覆。他們正是在這種努力還是逃避的反覆糾結過程中成長的。

學生個案的另一個困難就是家長，比起做個案的孩子，往往家長焦慮指數更高，濃烈的愛讓家長們過於擔心孩子。

「我知道我自己更焦慮，真是皇上不急太監急。」很多家長這樣對我說。伴隨著過度擔心，還經常有糟糕至極的思想。「這孩子沒法救了，我都想放棄了。」也曾有一些家長這樣對我說過。即使如此反覆抱怨，家長依然堅持把孩子送到我這裡，其實家長從未放棄。但如此偉大的母愛父愛，有時候卻不被孩子看見或接受，這是什麼原因呢？精神分析提出，孩子從母體出生時雖然已經成為獨立的個體，但母子之間的相互依戀是不會停止的。所謂「母親身上掉下來的一塊肉」，母親與父親潛意識會把孩子看作是自己身體的一部分。當孩子受傷害時，家長會像自己身體受傷一般痛不欲生，同時，家長又潛意識地把孩子當作身體器官一樣隨意支配。但孩子不是受家長大腦控制的器官，孩子作為獨立的個體會用自己的方法擺脫這種控制，這時候家長就面臨一種失控的「閹割焦慮」。

「閹割焦慮」作為精神分析的專業名詞，可以引申解釋為失去身體一部分的焦慮。因此學生個案處理實際上是一個家庭的問題，複雜且有難度。

上了大學，很少再有個案需要家長陪同解決問題了，家長也不太可能再強制孩子去做心理調整，因此大學生個案幾乎和成人一樣屬於自發性的，只是情緒管理與心智相比不如成人，問題也大多集中在對未來的思考與戀愛上。

我曾在大學生的講座上開玩笑說：「為什麼男生失戀焦慮呢？因為擔心找不到新女友。為什麼女生失戀憂鬱呢？因為忘不掉前男友。」這段話經常引起大學生們會心地大笑。

我做過很多場大學生的講座，他們善於學習又善於接受，真是非常可愛的一群。

記得一個下雨的日子，我結束了對某大學的講座已經是晚上八點多，之後我又單獨和一些同學交流了很久才離開會場。離開會場的時候還在下雨，助教幫我撐著傘。我聽到有人叫我，認出那是剛才一直聽我講座的研究生。

他沒撐傘，一直在小雨裡等我到最後。「老師，我看剛才人多，就在這裡等你。」他簡單的介紹了自己的經歷，又說：「老師，我聽別的老師上課，都聽不進去，不知道為什麼，您的課我都聽進去了。」說完，他用閃爍的眼睛看著我。我想，這樣的等待一定是期待著心理學的幫助，只可惜他沒有留下聯繫方式便匆匆消失在濛濛的雨夜。如果他能讀到我的書，可以聯繫我。還有很多大學生會主動參加我的心理學課程與個案，他們對於心理層面的自我要求與探索是非常積極的。

這一章，我從嬰兒的心理寫到大學的心理，如同精神分析學派法蘭克提出的，群體潛意識就是個體潛意識，群體心理發展既是個體心理發展。看到從嬰兒到大學的心理發展，我彷彿也重新從嬰兒時期淺淺地經歷與回顧了一次，成長不易，成人與孩子都是這樣。

在本章的最後，我再教家長們一個「催眠」孩子的方法，這個方法對成人之間的良好溝通同樣適用。我在前面說過，個案催眠大多時候是從呼吸練習開始。大家可能已經熟悉呼吸練習，可以體會到那種越來越放鬆平靜的感覺。是的，讓個案平靜放鬆下來是呼吸練習的一個目的，人在心情平靜的時候才可以接受更多暗示。試想一下，當你情緒激動，特別是受到指責攻擊而憤怒煩躁的時候，你的第一反應是什麼？

這時候人潛意識的自我保護機制會開啟，也就是會像動物遇到對手一樣產生兩種反應：戰鬥（打罵回去），逃跑（拒絕溝通）。「我都說了不知道多少遍了，孩子就是聽不下去！」

很多家長都有這種感受，這是因為你的「道理」中的指責讓孩子開啟了阻抗的模式。那麼不是專業催眠師的你，怎麼打破孩子的阻抗，讓他聽進去話呢？首先，挑選孩子情緒平靜的時候開始談話是一種不錯的辦法。可是如果問題已經產生了，孩子的情緒很少穩定，或是不能平靜地和你對話怎麼辦呢？生活中的催眠大師，請你們想一想自己什麼時候可以聽進別人的意見？如果你告訴我：「我的孩子不聽話。」我回答：「那是你教育的問題，我來教教你怎麼做。」或者是「你一定付出了很多努力並且很苦惱，我們一起來商量一個辦法。」哪個回答讓你更能聽進去我下面的話呢？

這兩句話的不同是前者我用指責開始談話，後者我用理解開始談話。理解，代表你關注到對方，體察到對方的情緒感受，這時候對方才會感受到被尊重。所以家長們不妨把每次交流的第一句換成：「你現在一定很生氣，因為……」、「你現在肯定心裡很煩，因為……」

看到孩子的感受，孩子會感覺你和他站在了一起。

關於生活中的催眠溝通，還有很多詳細的內容和方法，我會在後面專門拿出一章介紹。希望所有家長能在這一章有所收穫，哪怕只幫到了你一點點，我也會非常開心，因為我是一個催眠師，也是一個母親。我親眼見證了狂躁的父母、交叉火力的父母、任性的父母、自以為是的父母，但是所有的父母，都是最愛孩子的父母。祝福全天下的父母。

第七章

長不大的「公主病」

記得一個電視劇裡，一個男士對一位女同事喊道：「你以為公司上下皆你媽啊？慣著你。」你是否也曾有過同樣的心情？

公主病，一個流行了很久卻依然在用的詞彙。我Google了一下這個詞彙，告訴我公主病指一些自信心過盛、要求獲得公主般待遇的女性心理疾病。多數是未婚年輕女性，自少受家人呵護、伺候，心態依賴變成病態，公主行為嬌縱成習慣，有問題常歸外因，缺乏責任感。

另一種解釋說，公主病實際上是彼得潘症候群（不願長大的大男孩）的女版。公主病的特質有顯著的自戀傾向，心理年齡小，以自我為中心，意志力和耐受力弱，由於動手能力差，眼高手低、缺乏責任感，感受他人情緒及控制自己情緒的能力弱，導致人際關係緊張，環境適應、工作、婚姻等問題多多……

總之，就是許許多多的「惡評」。

為什麼我會單拿出一章來說公主病的問題？這不但因為我在催眠個案中碰到了許許多多的公主病人群，而且在身邊接觸的人群中，也充滿了各種公主病。從心理學怎麼解釋公主病呢？我認為廣義的公主病不單單是被嬌慣、以自我為中心，而是任何非正常模式的年齡倒退式性情行為都屬於長不大的公主病。

毫不客氣地說，以前這種公主病在我自己身上有時也會出現。真應了那句話，「我們大家都有病」。那麼就從我自己說起吧。

朋友常恭維我說：「你是最厲害的催眠師。」這時候我就問他們：「你知道比催眠師更厲害的人是誰？是催眠師的爸爸。」是的，我自己深刻地知道，即使已經進入中年的我，在我爸爸面前仍然經常犯公主病。

記得有一次我和夥伴談合作，剛過晚上九點半，我厲害的爸爸就開始打電話給我，我當時正在說話沒接，爸爸卻不停的打，當我接聽電話的時候，我爸爸那邊早已經勃然大怒，不管我對面是不是重要客戶便劈頭蓋臉地把我臭一頓，弄得我尊嚴全無。說到這裡，你可能已經瞭解到，三十幾歲的我和父親的模式仍然是家長與孩子的模式。

你心裡或許會想，你自己都說了嘛，多大的人在父母心裡都是孩子，這是你父親的問題，不能說明你自己有公主病啊。

那麼我和你透露一個訊息，我和客戶談事情這件事並沒有和我父親說過，更深入地說，我的潛意識故意給了父親錯誤的暗示，就是我沒有出門，我是在家的。

「不管你幹什麼，你和我們說一聲，不然老人會擔心的！」

這是我爸爸經常訓斥我的一句話。之所以用訓斥一詞，是因為每次父親在說這句話的時候，態度都非常惡劣且不允許我有任何解釋。這時候你可能會想，即使你父親態度不好，但是他的這種擔心你這個做心理學的應該可以理解啊。

是的，作為心理學工作者，我為無數個案做過關係的處理，讓他們從對方的指責中看到擔心與愛。而我自己當然瞭解父親的擔心與愛，但我那時仍然用一種「捷徑」的方法避免處理自己和父親的關係問題。這個「捷徑」就是不管我晚上是不是有工作，我都會在九點之前發個訊息給父母說我已經到家了（真希望我爸爸不要看到這段）。

為什麼我為個案做心理學處理，而自己卻選擇了另一種處理方法呢？很簡單，因為我不想用心理學方法處理。來我這裡的個案付了高昂的諮詢費，一次次地跑過來，很顯然關係問題已經嚴重地影響到了他們的情緒和生活，並且他們選擇了我，就是選擇了心理學的處理方法，我自然要把最專業有效的心理學方法傳授給個案。而我那時候沒用心理學方法處理我自己的問題，是因為我和父親的相處模式並沒有影響我太多。

我在電視節目上看到一個母親生氣地問兒子：「你女朋友生氣你要哄，我生氣了怎麼辦？」

那個兒子嬉皮笑臉地說：「女朋友生氣了當然要哄，不然她就跑啦。你生氣了……你還是我媽。」是的，很多兒女有這種想法，父母罵我，生我氣，他過後就好了，他還是我爸媽。現在，你明白我公主病犯在什麼地方了嗎？

一個藝術家好友邀請我和幾個好友去雲南最古老的獨龍族部落幾個月，深入瞭解一下薩滿文化，我跟他說我父親恐怕是不會同意的。他對我說的話讓我印象非常深刻：「你不過你爸爸這一關，你就永遠長不大。」是的，即便我已經長大，但一回到父母關係中，其實還扮演著小孩子的角色。現在，隨著我事業慢慢成長，個性也日趨成熟，我察覺到我的父女關係也在慢慢變化成長著。我在父親那邊越來越像個成年人，父親也隨之把我當作成年人看待。

我的一個個案也因為這方面的苦惱找到我。「我一畢業我爸就給我安排了教師的工作，我做了幾年真的不想做了，我真的不喜歡。前一段時間換工作，我爸就跟我大鬧一場，動員所有親戚朋友説服我。最後我從教師工作換成了教務工作，還是沒跳出這個圈。」你想不到這位個案已經成立家庭並且有了兩個孩子，她聽起來依然像個小孩子，她來到我這裡顯然是有強烈的要改變這種狀態的需求。

我用催眠幫助她進入潛意識。「現在，你的面前會出現一個人，你看看她是誰？」通常，有著強烈解決需求的個案，潛意識一定會浮現出需要處理的問題。有時候不會浮現出直接的問題根源，也是潛意識自我保護的一部分，一旦潛意識準備好便會自行深入。

這位個案第一次面對父親的時候，她哇哇大哭，對我說：

「我接受不了父親，也接受不了自己。」「你説的是接受不了你們的關係？」我問。「關係也接受不了，人也接受不了。」個案強調。

我用催眠幫助她做自我成長，並且配合諮詢談話幫助她學習到一些溝通方式。一開始她並不能用到這些溝通方式。「因為我帶著情緒。」她説。慢慢的，當她開始接受自己的時候，她發現不管是在潛意識中還是在現實中，她對待父親的態度開始改變。

我常對把孩子送到我這裡催眠的家長說：你變了，孩子就會變。對於處於孩子位置的人，也是同樣。人際關係是兩個人的互動，只要一方改變，另一方也會隨之變化。再大一點，家庭系統裡只要有一個人變化，也會影響系統的變化。就像我曾對一個改善家庭關係的個案說：「家庭塑造人，人也改變家庭。」

在父母關係中沒長大的人，有時候會把這種「未完成」帶入到生活各個方面。

曾經有一位年輕漂亮的小姐來到我這裡，說要解決找不到男朋友的問題。她個子高挑，穿著時尚，工作和學歷都是中上，正好是有為男士喜歡的那種類型，可她卻說自己找不到男朋友。讓我們來聽聽原因吧。

「是的，很多男孩子喜歡我的，也有我喜歡的，但我和男孩子交往都超不過三個月。」她說。「你認為原因是什麼？」我問。

「他們說我實際的個性和一開始反差太大，不是他們想要的。」女孩回答。

「一開始他們欣賞你哪一點？」我問。「大氣、獨立。我一開始給人的感覺確實是這樣，什麼事都能自己解決。」個案說，「但是一開始戀愛，就越來越依賴對方。我也想做個小女人呀，我也想找個肩膀依靠，不想處處自己解決。而且我確實內心挺沒安全感的。」

「沒安全感表現在什麼地方？」我問。「會用各種方法來試探對方是不是愛我，也會特別在意對方的言行，在意他身邊的女性，各種不安全吧。」她回答。

我們可以看出，這個年輕女孩屬於人際關係沒有問題，但親密關係出了問題。是的，親密關係包含在人際關係之內，但屬於更核心的關係，越核心則越接近人的潛意識，也就是本我。我之前提到過潛意識，是「我想要怎麼做」，而意識是「我應該怎麼做」。這位女孩子在核心關係中想要做一個小女人，而週邊的人際關係則更多了運用意識，應該做一個大家喜歡的大女人。

很多人都會出現這種情況。「他對別人好著呢，就是在家老是發脾氣。」這是一個處理家庭關係的妻子的抱怨。「我在外面夠累的了！在家當然要放鬆！」這是丈夫的回應。丈夫顯然在家更多地表達了潛意識的自我部分。

看到這裡，各位讀者朋友不知道有沒有共鳴？這是比較典型的一種公主病類型，簡單說就是很「做作」。但你不要以為他們「做作」很舒服，他們的內心可能比「被做作」的人還難受。

由於他們內心沒有安全感，他們需要不斷試探對方是否安全，越在心裡重要的人，越去試探，他們生怕自己會受傷害。更糟糕的是，當被試探者受不了逃跑之後，他們有人會想：「看，果然他是不安全的。」之後泛化為「男人（女人）沒一個好東西」的思想。

另一種想法就如同這位年輕個案：「為什麼我每交往一個男孩都失敗？一定是我自己不好。」攻擊向外與攻擊向內的兩種思路，顯然都是不健康的。

我用催眠增加這位個案的安全感，隨著個案催眠的深入和她表層的安全感增強，個案潛意識深層的意象開始浮現。

第四次催眠，個案走下台階後，對面站著一個人。

「是誰？」我問。

「爸爸。」個案說著流下淚。

「你感受到了什麼？」我問。

「我不知道。」個案的表情看起來有強烈的糾結與悲傷，我想她感受到了複雜的難以形容的情緒。喚醒之後，個案告訴我，她父親從她四五歲的時候就拋棄她和媽媽了。「我已經不記得爸爸什麼樣子了。」個案告訴我，所以她在潛意識裡看不清父親的臉。「你感覺到了什麼？」我再次詢問。

她想想說：「我以為我自己恨他，但發現潛意識裡自己不恨他。」說著，個案又流下眼淚，「我還是挺想他的。」

這是個案第一次給我講述她的家庭，她四歲的時候父親離家，她和母親相依為命。「所以我告訴自己要獨立、堅強。實際上我還是渴望依靠。」個案說。

「渴望依靠父親？」我問。

個案一愣，想了想回答：「可能吧。」每個愛「做作」的人背後都有自己的故事，他們內心沒安全感都是有原因的，都值得被理解。

後幾次催眠，個案開始和父親溝通，表達自己對父親思念等真實想法。

「我好像越來越看清父親的臉了，他在對我笑。」個案說。

「你感受到了什麼？」我問。「愛。」個案說著，笑了。

愛是內心深處最偉大的力量，是安全感的源泉。

第七次催眠前，個案告訴我現在在人面前不那麼逞強了。

「大家說我比以前溫柔了，現在回想起來以前真有些勉強自己。」個案笑笑說，「工作還是挺雷厲風行的，但是態度柔和很多，也不愛急躁了。」這次催眠中，個案潛意識沒有出現父親，而是出現了她的母親。「你的媽媽對你說什麼？」我問。「她說女兒，你是最棒的，做你自己。」個案回答。

這是一個協調意識和潛意識治癒公主病的個案，週期結束後的一天，她發信跟我說：「我又交男朋友了，之所以和這個男孩子交往，因為他看到了真實的我。我和他相處很安心，不像以前的擔心了，我也會改變自己以前明知道不好的地方，現在覺得真的沒必要做那些行為。」

這種內心沒有安全感導致親密關係的公主病不只在女孩身上出現，我接手過一些年輕男孩的個案也是這種情況。「自從我懂事以來，我媽媽就一直有外遇。」一個年輕有為的企業主對我說：「我不停換女朋友，終於有一個女孩讓我選擇婚姻。但結婚不久我們開始從吵架變成打架，現在我們要離婚了，我又開始不停換女朋友了。」個案說到這裡，無奈地笑了笑。「和你妻子經常為什麼爭吵？」我問個案。

個案笑笑說：「我們互相要求對方不許和任何異性接觸，後來只要出門，就懷疑對方。我們不停去查對方的過去，最厲害的時候我們逼著對方把過去全寫出來並簽字。」「為什麼要這麼做？」我問。「較勁。」個案簡單地回答。「你剛才提到自己不停地換女朋友，你自己怎麼想？」我問。

「男人呀。」個案說完，又想了想，「有時候是一種虛榮心，有時候是不知道怎麼辦才好。」「不知道怎麼辦才好？」「對。不知道除了換女朋友還能做什麼。」個案回答。「你心裡的希望是什麼？」我問。

個案沉默一會之後說：「感受愛吧。我感受不到，也沒有愛的能力。」「愛你妻子嗎？」我問。「愛。」個案誠懇地說，「您這麼一問我才察覺到，我不停換女朋友是覺得這樣才能體現一些自我魅力和價值吧，我不是沒有愛的能力，我不愛她們，可是我愛我妻子。但我不知道怎麼表達，可能我做錯了很多吧。您能教教我怎麼相處嗎？」說著，他用求助的眼神看著我。

「剛才你說用換女朋友體現價值？」我問。「對，這算不算虛榮心的一部分？其實我挺自卑的。我非常在意別人怎麼看我。你看，我身上穿的都是名牌，我知道我是穿給別人看的，我是虛榮。」

自卑與沒安全感是相伴相生的朋友，這位個案顯然沒有從父母身上學會親密關係的相處模式，並且沒有得到足夠的安全感，於是他對於情感的成熟度還停留在小孩子的水準，你不滿足我，我就跟你鬧。本書的前一章提到，嬰兒剛出生時與母親是極其相互依戀的，之後經過「閹割焦慮」兩個人成長為互相獨立的個體。但是沒成長好的家庭仍然把家庭成員看做彼此的器官支配，這樣沒成長好的「公主」們就會把這種模式帶入到新的關係中去。另外，就如同之前的女孩在潛意識中尋找父親的感覺一樣，這位男孩也在潛意識中投射他的母親，一方面攻擊，一方面渴望。父親對於女兒，母親對於兒子，也就是說異性家長對於孩子兩性關係處理的影響比同性家長更大。這從精神分析上講也屬於伊底帕斯情結的一部分。

剛才講的是一類因為早年原生家庭問題而導致不良成長的公主病，下面我來談談一類家庭過於幸福而產生的公主病。

這也是阿德勒在個體心理學中提出的「被寵壞的孩子」。阿德勒提出要教會孩子合作，顯然，孩子是否學會合作和原生家庭本身是否幸福不一定正相關。下面我們來看看寵壞的公主們吧。寵壞的公主在任何事情上都有可能以自我為中心，包括催眠這件事。

「真受不了，她總是不遵守諮詢設置。」我常聽我的學妹抱怨。提前預約付款、按時到、不臨時取消、不拖延時間等都屬於諮詢設置。記得有一天早上，我看到兩條訊息和一個未接來電，是一個女孩詢問我催眠治療失眠的事情，未接來電和訊息顯示時間是淩晨三點多。我上午的時候回信並簡單瞭解情況，她問我：「可以便宜點嗎？」我斷然拒絕了她的要求並說明原因，她又問：「那可以來我家嗎？」我和她說明特殊情況出訪的報價，她說：「那還是我去吧。」但並沒有約定時間。

半個多月後的一天，我收到她的訊息：「管老師，我正好路過，可以去催眠嗎？」我告訴她需要提前預約，之後又是一個多星期我們沒有聯繫。一週後，她和我預約了時間，之後又改了兩次。終於，有一次沒有更改時間，我在工作室等她。預約的時間過半，我一直沒有聯繫到她，直到我已經開始做下一個個案，她回我的訊息說：「管老師真不好意思，我老公忽然不能送我了，我就沒去。」我扣去了她這次沒到場的費用，並且通知了她。

可能你會感覺我太刻板、不近人情，實際上多數情況下我不會這樣做，特別是給自己設置規則太多的高焦慮型個案，他們第一次出現遲到或改期我反而會鼓勵他們。這是由於這類個案需要改變的可能正是太遵守規則，一旦破壞了規則，他們會非常焦慮，可以遲到，正是他們的進步。而公主病需要改進的正是以自我為中心，慢慢讓他們感到，遵守規則是非常重要的。

寫到這裡，我想起曾經發生的一件事。有一次，有一場幾百人的大型公益講座，我講的內容引起了一位學員的共鳴，她不停地舉手，最後用語言打斷我，告訴我她必須要說。之後的幾分鐘她用飛快的語速滔滔不絕地表達甚至宣洩自己的情緒，我好幾次試圖和她交流都被她用「老師，您先聽我說」而中止。

參加講座的其他聽眾的情緒開始躁動，我藉一個話題請她坐下，繼續講座，並根據講座內容隨機給了她一些建議。

會後，她會後又與我單獨交流了許久，並希望留下我的電話號碼。

我給了她助教的電話和我的信箱。幾天後，助教香君對我說：「我實在受不了了，她給我發了無數訊息，白天黑夜都發，我讓她找您做個案，她說她有很多學心理的朋友，鬱悶的時候就找他們傾訴。」顯然，她學心理的朋友們並沒有幫她擺脫困境，她仍然把自己放在一個受害者或兒童的位置，「我不舒服你們都要幫幫我」是她的潛台詞。這樣無休止的滿足，實際上在阻礙她的成長，讓她一直扮演需要被保護的小公主角色。這也是為什麼心理諮詢一定要收費，這是為你的成長買單，也是成長的一部分。

再回到我的個案。之後的一天，她終於來到了我的工作室。

她告訴我夜裡經常驚醒。「以前從來沒有過，因為都是我老公陪著睡，我不敢一個人睡。但是他現在老出差，我一個人幾乎睡不著，好不容易睡著了，也會半夜驚醒。」她說。「害怕嗎？」我問。

「害怕啊，你自己睡覺不害怕嗎？」個案問。我瞭解到，個案是一位搞藝術的女孩，從小父母寵愛，之後老公接手，延續了父母照顧她的模式。學藝術的人往往更容易接觸到潛意識，藝術就是潛意識的直接表達，或者說學藝術的人很多就活在潛意識中，所以有人感覺學藝術的人與眾不同。

我利用她這個特點幫助她做潛意識成長，並且訓練她提高面對困難的意志力與控制力。我曾經介紹過，催眠中會用手臂抬起來鍛煉個案的意志力與控制力，讓個案有克服困難的內在動力。催眠中還有一個技術叫手掌貼臉挑戰，催眠師讓個案看著自己的手掌，暗示個案手掌離臉越來越近。這項技術與手臂抬起有相同的作用，但強度不如手臂抬起，如果一個個案動力十分不足，多次都不能完成手臂抬起，那麼可以先從強度低的手掌貼臉開始完成挑戰。另外，手掌貼臉技術還可以用於手臂抬起訓練之後的強化補充訓練。催眠結束後，個案遲遲不走，說要等她老公來接她。然後她不斷地傾訴自己的困惑，並問我怎麼辦。但我的建議她沒有聽，繼續傾訴她的苦惱，直到我告訴她下一個個案已經到了。「按時來催眠，就是我認為最有效的方法。」我對她說。

第一次催眠結束後，我有很長一段時間沒見到這個藝術女孩了。她再次來到我的工作室已經是兩個多月之後的事。「我真的快瘋了，我老公又出差了，我該怎麼辦啊？」個案一臉愁苦地問我。「也許這是一個練習？」我啟發她。她看看我，說：「真不想練習啊。」

是的，很多人，甚至我們每個人內心深處有時都是拒絕成長的，被呵護照顧是一個舒適的選擇。這種情況多集中在女士和從事藝術類工作的人群中，因此出現文藝女青年這種集大成的詞彙。這是由於藝術和女性更容易接近自己的潛意識，而潛意識本身就是個想做什麼就做什麼的「小孩子」。也就是說，我們在兒童階段都活在潛意識中，我們想笑就笑，想哭就哭，我四歲的女兒就一直在把自己想像成各種童話人物，我們稱這種現象為活在催眠中。隨著我們年齡的增大，我們的意識，包括自我意識會增強，這是成長的一部分。心態健康的人會同時保留意識與潛意識，並很好的切換，知道自己什麼時候做個成熟的人，什麼時候又能發揮童心。

「公主們」則永遠停留在兒童階段。有的公主真的找到了父母的替代，有可能一輩子不成長也很幸福，但大多數公主的另一半是不願意永遠做父母的。「我和她在一起太累了，一開始還行，老這樣哪受得了啊。」這是一位「公主」的丈夫說的話，他和「公主」一起來處理夫妻關係的問題。「可是我們剛認識的時候你對我很好的，你變了。」妻子說。

「情況不一樣了呀。」丈夫回應，「現在有孩子了，她倒好，孩子一生病哭的比孩子還厲害，我整個必須帶倆個孩子。」

上面一段話是否你也感同身受？從精神分析講，兩個人戀愛的時候都會「退化」為兒童，這是因為愛情本身就屬於潛意識情緒和情感方面的東西，戀愛的人更多地渴望用潛意識中的愛來交流。激情過後，特別是步入婚姻和生子階段，為了解決婚姻中的各種事情承擔更多責任，大多數人意識層面會運用得越來越多，這時候就會出現認為對方「變了」的現象。

大多數人會對這種變化有成熟的認識，而「公主們」則沒有，因為「公主們」本來就沒有成長。

很多朋友問我，我的個案是不是都是有錢人，我告訴他們不是，我的個案都是有需求的人。不管是自願還是被迫，像這位藝術小姐又來到我這裡，即使不情願，也是準備好要成長的。像我前面說的手臂抬起、手掌貼臉等技術都可以促進意識的成長，並在催眠中與潛意識溝通協調。在這裡我再帶大家體會一下催眠中我會使用的一個整體成長技術。現在，請你先做幾分鐘呼吸練習，當你自己感覺進入狀態後，請把雙手放在自己的腹部，感受一下掌心的熱量，並且心中默念幾遍「我在這」。然後請你把雙手放到自己的胸口，心中默念幾遍「我的心是敞開的」。最後，請你把雙手放到額頭，心中默念「我的頭腦是清醒的」。怎麼樣？有沒有一些自我察覺？這是一項自我察覺的技術，也是暗示技術，可以增加個案的自我存在感，並且使潛意識（胸口的感受）與意識（頭腦的分析）同時成長，催眠師也會根據個案需要做不同強化。

這位個案更多的是強化她的意識部分。

除了在催眠中，我在催眠外也在一次次地說明個案建立規則，擺脫自我為中心的個性特點。我學精神分析的朋友曾和我討論：「一個個案在我面前，我會思考我對個案的感受源自於我童年的哪個部分，個案回饋給我的資訊又來源於個案的哪部分，我們在互相拉扯的移情中幫助個案成長。但我聽說催眠師不該移情，應該很堅定。」「是的。」我回答。「我觀察你很久了，從精神分析上講，如果你夠堅定同時又是完善的，只要個案願意在你身邊，終將受你影響。」我的朋友說。

是這樣，精神分析的移情也好，催眠的堅定也罷，很多心理學流派除了技法本身，還有很多技法之外的影響，就如同在工作室我幫這個藝術女孩做催眠，工作室之外我幫她樹立規則，這也是療癒的一部分。

十五次催眠之後，個案終於順利結束療癒。很多朋友都會疑惑，說我治療過那麼多極端的神經症，比如幻覺、驚恐發作，為什麼這些嚇死人的現象我催眠幾次就好了，而例如這個公主病，還有其他一些常見的焦慮問題卻比那些極端問題花時間還久？確實是這樣，越常見的問題往往是一個人從小到大的個性原因造成的，一個人固有的認知系統和思維方式是最難被改變的。

我一個學 TA（Transactional Analysis）心理學流派的朋友對我說：「我看到一個個案來到我工作室會先感受他思維舉止是多大的年齡，如果一個成年人看起來像十幾歲的孩子，我就會想到他十幾歲的時候出了問題。」我曾有一個個案，是一位中年的企業主，但他的言談舉止如同孩子一樣。我問到他為什麼會這樣，他思考片刻回答：「我覺得可以獲得更多資源吧。」「你對成人的交往方式沒有自信？」我問。他想了想說：「可能是，我不知道怎麼用成人的方式交往，特別是單獨相處。」後來我瞭解到，這位個案十幾歲的時候父母離婚了，之後他在單獨相處上再沒有學習到什麼。這導致他可能在工作中非常成熟，而和人單獨相處就無所適從。就如同阿德勒認為父母應該教會孩子合作，個案沒有學會成年之後的合作方式，因此一直停留在十幾歲的階段。

有可能我說完這段話之後，你想到了許多生活中的現象，但這裡要注意的是，如果你看到一個人很幼稚地說話，未必是他不成熟，生活中更不能透過別人的隻字片語給人下定義。

從TA心理學流派來解釋，每個人都有家長、成人和兒童三種模式。在不同的場合，根據不同人的不同期待開啟不同模式是一種能力。比如你面對孩子的時候，大多是家長模式，但有時候也需要開啟兒童模式和孩子一起瘋一瘋；有時候，特別是青春期的時候也需要開啟成人模式和孩子平等地談一談。

一昧的用家長模式去教育孩子，孩子通常會很厭煩。再比如和自己的另一半，通常也許你們是成人對成人的模式，但你的另一半失落退化為一個需要安撫的小孩，開啟家長模式或許更有利於對方感受到愛，而另一半撒嬌的時候你也可以像小孩子一樣撒回去，可能也有助於兩個人的情感。有人在工作和人際中偶爾也會說一句孩子氣的話放鬆一下氣氛，只要拿捏得體都是非常好的人際模式。

那麼生活中，如果你很不幸地真的碰到公主病人，你又不得不和她打交道，怎麼辦呢？首先，請你想到你讀過我的書，所以你也是生活中的催眠大師了。剛才我提到催眠師面對個案很重要的一點，就是要堅定。不要因為公主病人而激起自己心中的波瀾，情緒不要被她「捲入」。如果做不到，請馬上做呼吸訓練五分鐘。就像我的朋友所說，堅定自己，公主病人遲早會被你影響，當她被你影響，你就已經幫公主「催眠」了。「催眠」的方法就是調出她的成人模式，幫她成長。

她說話辦事依賴也好，撒嬌也好，你保持住自己的成人狀態，千萬別做公主的媽，不要慣著她，也不要教育她，不然你就被她「催眠」了。

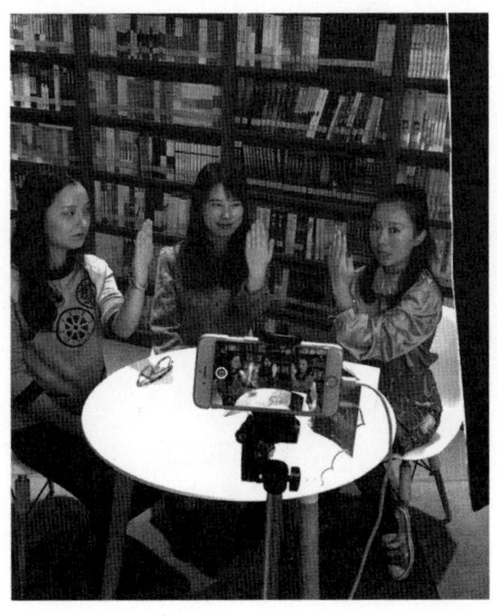

我之前曾經說過，催眠的最終目標是讓人判斷何時使用意識、何時使用潛意識，並能順利調動意識和潛意識的能力。

這就如同 TA 的目標是讓人靈活運用家長、成人、兒童三種人際模式；有的心理學派則把人的應對模式歸類，讓你能準確判斷對方的類型並且有效溝通——樂於接受，平和敏銳但不過敏，適度表達但不宣洩，接地氣但不惡俗，這或許是所有心理學派的最終目標。讓我們一起看清目標，讓我們一起長大。

第八章

催眠激發潛能

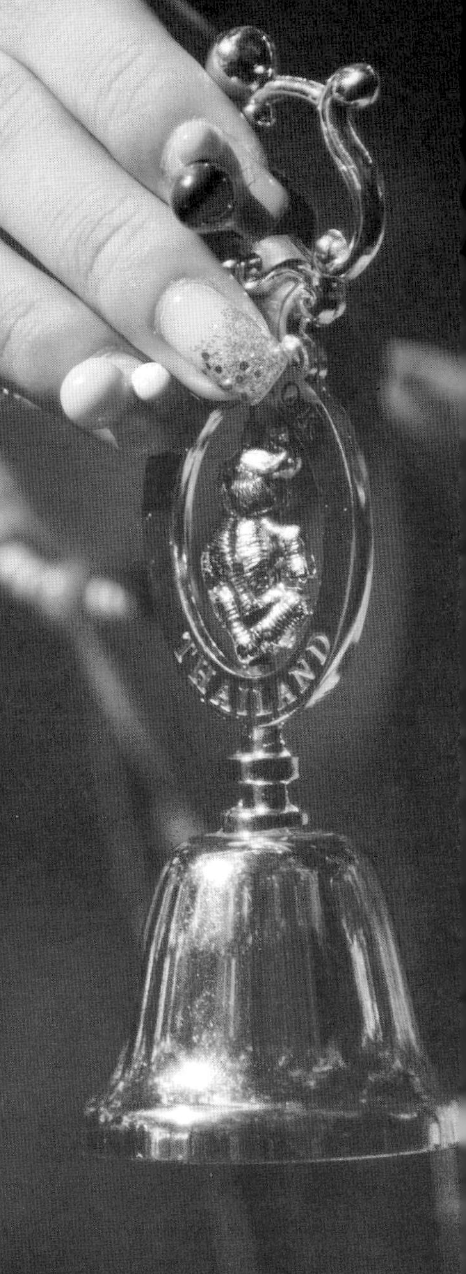

本章之前，我用了很多篇幅介紹催眠的療癒作用，本章我要介紹催眠的另一個神奇的功能——潛能激發。

就像我曾經提到過的，我用一年的時間為實驗班的小學生做催眠學習能力提高的研究，結果表明，不同年級實驗班的學生在專注力、自控力、成績和情緒方面與對比班均有不同程度的提高。

現在我和一家知名的英語補習機構合作，為在機構學習英語的國中與高中學生做催眠來提高他們的英語成績並幫助他們養成個性，也取得了很好的效果。這家機構鬧中取靜開在別墅區，為半封閉教學狀態，我每個學期會在機構待上半個月到一個月，為幾十名學生做個案與集體催眠。就如同我說過的，失眠是一個現象，引發失眠的心理原因是多種多樣的。

學習也是一樣，我聽到孩子們和我傾訴各種煩惱，有的孩子是記憶力不好導致成績下降，有的是人際關係的影響，有的是自我認識處於調整階段的自我情緒影響。

「我成績還不錯，但我不夠努力。不夠努力就可以成績不錯，所以我不知道我的精力往哪發洩。」這位說話的高三學生自嘲地笑了笑，說，「我一開始組建學生社團，後來開始信教傳道。」「因為心裡沒有方向？」我問。「對。現在我已經不那麼做了，我開始看書，文學、心理學、哲學。」孩子說。「你在找自己的方向？」我問。「對。我是誰、我從哪來、我到哪去。」

孩子笑容中有淡淡的迷茫與哀傷。「看書之後你覺得離你心裡的方向近了嗎？」我問。孩子忽然眼前一亮回答：「是啊，雖然我仍然不知道目標是什麼，但是我感到近了。您這樣說我好像有了希望。」我為他做個案催眠，當他站在潛意識大門前，他告訴我心裡有一些害怕，又有一些期待。一個週期潛意識成長之後，個案從一個不愛說話的孩子變得開朗，他的老師說他學習也更有動力了。

家長朋友或許想不到一個孩子可以說出這樣的話，但我接觸的很多學生都處於這種自我探索階段。「我不知道，不知道自己為什麼要學習。以前是被父母要求的，現在我不想聽他們說學習成績多重要，我想知道我自己想要的是什麼。」

這是一位國二女生告訴我的。「我不喜歡英語，我喜歡日語，可是就要考英語呀。我知道我心裡挺煩的。」這是另一個學生說的話。如同我之前講過，人對自我的探索或許從未停止過，包括許多成人也一樣。這或許是比學習成績更深更重要的議題，是生命本身的議題。生命的議題沒有建議，因為每個人心中都有自己的需要和方向。我只能用催眠幫他們更快地找到這個方向。潛意識占了腦部的百分之八十八容量，更多地藉助潛意識的力量可想而知潛能會變得多麼強大。

催眠除了利用潛意識激發學習能力之外，還有很多神奇的激發功能。我有一個朋友是極限運動員，有一天他找到我，告訴我腳踝的舊傷一直好不了，希望催眠能幫到他。「我相信潛意識的力量，事實上，運動員會經常接觸到自己的潛意識的。

聽說過運動極限產生幻覺嗎？」他問。「是指人在體能極限時意識會很薄弱，潛意識完全開放而產生的主觀幻覺？」我問。

「是的。潛意識本來就是主觀內心的東西，對嗎？我也曾產生過運動極限的幻覺。」運動員朋友對我說。「當我聽到你講催眠中身心連接的部分時，我想起很多高階的運動員不用真的練習，靠腦補就可以掌握很多技巧。」「自己把意識裡的知識傳遞到潛意識的身體去？」我問。「是的。如果你經常運動你會發現，當你學一個新動作，當時可能怎麼都練不好，可是睡一覺或者過幾天再練，忽然有大幅度的提高。這是不是就是你說的意識和潛意識需要一段時間溝通？」我的運動員好友由於長期參與我的課，並且關注心理學，能把他的領域用催眠很好地解讀，他告訴我希望探索一下自己的內在，看看能不能幫助自己。

為他做了兩次催眠之後，我就發現了他的一個個性特點，意識過於強大並很難自主放下。「是這樣的，運動員要鍛煉的就是意志力。」他回答。「這點會影響你嗎？」我問。「影響啊。」我的朋友說，「半個月後我有一個重要的比賽，我很焦慮，腦子裡不自覺地去想這些事，特別是睡前。我知道我比賽之前肯定失眠，每次重大的比賽都是這樣。」是的，意識過於強大伴隨的就是意識過於活躍，思考太多，擔心隨之而來。這種意識活躍不能停止的高智慧人群多集中於事業成功男性。

同時，在前兩次催眠中，他的手臂都不能抬起。之前我說過，手臂不能抬起多集中於憂鬱或缺乏內心動力的人群，而根據我對他的瞭解，他屬於另一種情況，就是意識過於強大的高焦慮人群。焦慮導致他身體過於緊繃，同時意識壓住了潛意識，使潛意識不能收到暗示，手臂則不能順利抬起。之前一些意識強大的智力型人群也出現過這種情況，或是他們用意識抬起，之後告訴我：「我覺得我是自己抬的手臂，不是無意識抬起的。」於是我為運動員好友加入手掌貼面挑戰，這樣增多了身心連接的練習又降低了挑戰難度，同時由於我們互相的信任，我會為他做更多更強大的技術。

之前我提到過，如催眠師目光凝視（即個案看著催眠師的眼睛）屬於目光凝視中最強技術，下面我為大家介紹一個身體僵直放鬆的最強技術。前文我曾介紹過，催眠中我多用手臂僵直再放鬆來練習個案的彈性狀態（焦慮者不易放鬆、憂鬱者不易繃緊），而對於這位運動員朋友，長期的運動訓練讓他可以很好地控制身體，手臂僵直後可以用意識讓手臂放鬆，也就是說雖然他手臂放鬆了，但他的意識仍然沒有放鬆。我知道，對他必須使用更強大、無法用意識控制的僵直挑戰。

手臂僵直技術屬於最淺的僵直技術，但對於普通個案已經足夠，就像我之前說過，吃藥不是藥效最強的就是最好，而是恰如其分最好。

對於我的運動員朋友們，顯然手臂僵直不夠，那麼升級版的技術就是身體僵直。我曾經為一個緊張到不行的個案在催眠後期增加過一次身體僵直技術，個案告訴我：「這次我真的完全放鬆了，我找到感覺了。」關於手臂僵直的問題，我曾帶大家體驗，是把手臂完全繃緊。身體僵直，顧名思義就是把全身從頭到手指和腳趾完全繃緊，然後瞬間放鬆。如果你曾體會到手臂瞬間放鬆後那種頭腦深入的感覺，那麼全身繃到最緊再瞬間放鬆的感覺可想而知。有興趣的朋友可以試一試，要注意的是如果你身邊沒有催眠師，要自己防止抽筋現象。

而我為運動員朋友們做的，是比身體僵直更強大的挑戰——身體僵直後倒放鬆。如果你看過《催眠大師》的電影，是否記得在催眠中莫文蔚把徐崢一把推入潛意識的畫面？身體僵直後倒放鬆就是類似的技術，我讓個案坐在放平的催眠椅前端做身體僵直，完全僵直後我指令：「過一會兒當我說『放』你會完全放鬆。」說完我讓他深吸一口氣，並按照指令「放」，在他毫無準備的情況下瞬間把他推倒在躺著的沙發椅上。我想你一定去過遊樂場，為什麼很多人享受雲霄飛車的刺激？因為潛意識會瞬間打開，壓力自然得到了釋放。身體僵直配合後倒技術也是同樣道理，但這個技術必須用在催眠師與個案彼此非常信任的基礎上。你可以試一下，你站在地上直接後倒，後面找個人接住你，後面那個人你是否有信任感（包括體格健壯的信任）會非常影響到你的態度，特別是對於意識強大的人，他們往往是高度自控的。我要做的，就是打破這種自控，讓個案放下意識。

這次之後，我發現運動員朋友的手臂開始慢慢抬起，並且潛意識開始慢慢浮現。「我好像有點找到那種感覺了。」他說。

智力型個案，他們不是不想配合，相反，智力型是非常努力配合的類型。但越努力，我們的意識越強大，放鬆不下來則無法進入潛意識，無法進入潛意識就無法感知與關注潛意識，那麼你的潛意識一定會用自己的方法呼喚你，比如讓你情緒低落或者軀體難受。而我的運動員朋友終於找到了那種放鬆的感覺，並且慢慢進入潛意識。等他的潛意識深入之後，我讓他潛意識中出現了一扇門，門打開後有兩把椅子，一把椅子上坐的就是他的「腳傷」。「你的腳傷會變成一個擬人化的形象坐在椅子上。」我暗示他。他告訴我，這個形象是一個擰緊了的繩子，長著眼睛看著他。「你感覺到了什麼？」我問。

我的朋友說：「他生氣了，在責怪我。」「責怪你什麼？」「他說我已經很累了，為什麼不休息。」我的朋友說著，表情產生了一些波動。喚醒後，他對我說：「其實那次腳傷之前，我知道自己累了。」說著他思考片刻，「你知道運動員在身體疲倦的時候容易受傷，我確實勉強了自己。今天你讓我更清醒地意識到了問題。」

幾次催眠後，他有些驚訝地告訴我，感覺腳傷開始恢復了，而且恢復得越來越快。潛意識代表的是你的情緒情感，當你理解到自己心裡的感覺，已經和潛意識完成了很好的溝通。就像我的催眠老師馬春樹博士所教導的：「你不用和潛意識做保證說自己會怎麼做，你只要告訴潛意識你知道了。」

潛意識不透過邏輯解釋，因此不需要邏輯層面的保證，潛意識只需要理解和同理。在催眠中我經常會引導個案觀察自己的感受，並且對自己說：「我知道我有一點難過」「我知道我很憤怒」等。下次當你有情緒的時候，不妨這樣對自己說幾遍自我暗示的話，你會發現自己慢慢平靜下來。

「我體會到潛意識的力量了！」一個催眠週期後，我的運動員朋友對我說，「我馬上要去香港參加越野賽了，希望潛意識能幫到我。」他停頓一會兒，想了想又說，「其實這次我的心態變了。要是以前我心裡肯定期待著拿名次，但這次，我的目標就是完成比賽。」說著，他笑了笑，「或者沒完成比賽，當作積累經驗，或者看看風景都不錯。我好像沒什麼目標了。壓力也沒了，以前這時候已經開始睡不著了，這次……感覺滿不錯的。」

一週後，他發信跟我說：「成功完賽，心情一直不錯，腳傷也沒大礙了。這次我真的完全體會到了享受比賽的感覺，以前我不知道在追逐什麼，這次沒壓力，反而發揮的很好。」之後，我這位運動員朋友自己開了一個體能中心，他告訴我要讓更多人專注享受運動本身，而不是去追求所謂的卓越。「當你享受運動的時候，運動就不是負擔，你的健康身材和期待的成績自然會有。」他笑了笑說，「我準備把心理學也加入到課程的一部分。」催眠可以激發人的潛能不是因為潛意識有什麼魔法，而是幫我們把意識與潛意識調整到最佳狀態。

前面是催眠幫助極限運動員的個案，下面再講講催眠更神奇的功能：激發出藝術家的靈感。

我骨子裡是有一點點文青氣息的，因此有不少從事藝術的朋友。

閑下來的時候我也經常混跡於藝術圈，我的藝術家朋友們有一個不為圈外人知道的據點，我經常在那裡一待就是一整天，和過來的人聊聊天，看看他們帶來的最新作品，還曾經幫一位藝術家寫過一本書。

在一個閒散的日子，我正在聽一位藝術家前輩介紹茶文化，忽然一個穿戴搖滾風格的男士匆匆忙忙的衝進來問：「聽說催眠大師來了！」然後，他用不敢置信的眼神看著我問：「是你？大美女呀。能幫我做催眠嗎？」我看看眼前和我年紀差不多大的男士，在藝術圈算得上是年輕一輩，衣著也十分不一樣，倒是像個玩搖滾的，與安然的環境不太協調。旁邊做茶文化的藝術家笑了，說：「大設計師，你怎麼啦？」「搖滾男」神乎其神地說：「前一段時間我老看見家裡有黑影，我不敢創作了，去山裡休息了一段時間。回來之後我有兩三個月不敢接工作，就自己整理一些東西，投資一點項目，但是和藝術創作無關。我想這樣也不行啊，不能不創作，但現在找不到那種狀態了，感覺沒靈感了。」茶文化藝術家笑笑幫我介紹了這位男士，一位知名的首飾設計師。「想透過催眠調整自己？」我問。「嗯，幫我找到以往的感覺，甚至更多的靈感。」他回答。

他選擇了出訪催眠的方式。通常情況下，我更鼓勵個案到我工作室，能一次次來工作室並遵守時間說明心理動機更強，這對於治療非常重要。我出訪到個案的家或工作的地方也有好處，我可以透過觀察環境更瞭解個案。我曾經出訪到一位音樂人家中，看到他家全部黑色的布置，緊閉的窗簾，不停播放的電子音樂，還有濃重的木香、香水、煙草的混合味。

我還曾經在一位總經理的辦公室聽他跟員工開會的過程，並且從員工口中瞭解到員工對他的評價。

來到藝術家的工作室，我看到他坐在雜亂的工作台前打磨木頭，還是穿著搖滾行頭，樣子悠然自得。屋內一股陳舊的木頭味，牆壁掛滿了各種首飾。我注意到這些首飾多是木石所製作，帶著粗線條的藝術感，和藝術家的形象也頗為相似。

「以前做的。」他說著，把玩了一下手裡的木頭，「磨著玩，沒靈感，心理慌了。」「黑影是怎麼回事？」我問。他讓我坐到茶几邊，茶几是整塊木頭打磨，上面很講究的擺著整套茶具。「我一個人住。」他邊煮茶邊說，「老覺得看到黑影晃來晃去。一開始晚上有，後來白天都有了。嚇人得很。」「現在呢？」我問。

「黑影沒有了，靈感……也沒有了。」他笑笑說。

我在淩亂的工作台為他做手臂抬起，在他自己的沙發上做催眠的後半程。

他屬於比較少見的第一次就進入潛意識的個案。像我前文所説，通常個案會在第三次才接觸到潛意識，但這位藝術家個案的情況並不奇怪，長期從事藝術工作的人更容易接觸到潛意識，或者他們就是活在潛意識中。喚醒後他告訴我非常不願意走下樓梯。「那是破敗的紅磚樓梯，幾乎看不出樣子，而且……」他停了停説，「我看見了魔鬼。」

魔鬼意象是催眠中比較常浮現的潛意識意象，看到的人往往有極大的恐懼或壓抑的情緒在心裡，從而成為「心魔」。

曾經有一位諮詢夫妻關係的個案，在潛意識中看到了魔鬼用無數藤蔓緊緊纏住她，當我引導她去觀察魔鬼的時候，她發現魔鬼是她的老公。「我們結婚兩年，我老公拒絕我參加任何社交活動，即使在家我也不能做自己的事情，我老公會用盡方法喚起我的注意，我感覺累極了，快窒息了。」妻子説。

於是她老公變成緊緊用藤蔓纏住她的惡魔形象。

讓我們看看藝術家心中的「魔鬼」是什麼吧。第二次催眠中，我讓他站在潛意識的樓梯上觀察樓梯。他的潛意識樓梯樣子沒有變化，但他告訴我感覺好一點，沒那麼不願意走了。我運用藝術家潛意識清晰強大的特點，讓他自己數台階往下走。他數數的聲音粗重緩慢，聽起來走得挺費力。數到一半的時候，他停住了，告訴我：「魔鬼，就在樓梯旁邊。他在看著我。」「你現在是什麼樣的感覺？」我問。

「害怕。」他回答。「你去看看魔鬼。」我引導。他回答：「我不敢。」「好的，那你先看看魔鬼的腳。」我降低了難度。他在潛意識中觀察了一會兒說：「有點……看不清，是個輪廓……好像……就是那個黑影。」「你曾經見到的黑影？」我問。「是的。」

第二次催眠後的一天，藝術家發信跟我說：「老師，不好了，黑影又出現了。」根據情況，第三次出訪我來到了他家。

個案的家不算好找，在一片樹林包圍的藝術區中的一所複合式別墅中。屋內如同廠房般寬闊高大，建築如同他工作室的格調，雜亂中透露著狠勁，可以看出室內的每一個布置都是精心思考的。「你喜歡騎摩托車？」我看見門口的哈雷重機。「是啊。」他回答。「還喜歡打爵士鼓？」我問。

「我打一段。」他說著，走到角落的鼓前打了一段相當不錯的節奏。「我以前組過樂團，我是主唱。」他說著拿起吉他自彈自唱了一段。

「其實比起人家說我是藝術家，我倒是更喜歡做搖滾。我喜歡音樂。」難怪他衣著搖滾。「音樂帶給了你什麼？」我問。

他想一想說：「自由。藝術其實也有這種表達，但音樂更讓人釋放。」「喜歡藝術嗎？」我問。「肯定是喜歡，在藝術中我也釋放，但這不是走火入魔了嘛。」他笑笑說，「其實我知道黑影應該不是真的，是心裡的東西。這不是找到你了。」「心裡的什麼東西？」我繼續問。他深思一會兒說：「我知道那是什麼，是我不敢面對的，就好像我不敢下樓梯的感覺。」「真的沒靈感了，還是不敢有靈感了？」我問。他看看我回答：「不敢，不敢接觸潛意識了。」

潛意識的感受是藝術創作的泉源，我曾做過一個畫家個案，因為越來越多的是對社會的迎合，意識越發強大，慢慢壓抑了潛意識而失去靈感。也曾遇到過雕塑家找我催眠平靜情緒，但我告訴他如果情緒改變作品亦有可能變化，最終他選擇暫時不去療癒。作為一個文藝青年，我更願意保護藝術家的藝術性；作為一名心理醫生，我更願意個案同時可以關注到意識與潛意識，能很好地協調它們，運用它們，表達它們。

這次我用潛意識幻象直接導入催眠。「你看到的黑影出現在房間什麼地方？」我問。「不一定，這塊地方多一點。」

個案指了指。「看著這個地方。」我讓他開始目光凝視，之後慢慢閉上眼睛。「看到什麼？」他閉著眼睛，在潛意識中觀察了一會兒，忽然一抖說：「看見了。」「看見了什麼？」我問。

「黑影。」「你再看看。」個案邊觀察邊說：「他在盯著我……我看清了，是魔鬼。他朝我咆哮，張開嘴要吃我……」

個案說著停了停，語氣變了，「他……好像哭了。」「你感受到什麼？」我問。「剛才我挺害怕的，現在……我沒有害怕的感覺了，覺得他挺可憐的。」「他是誰？」我問。「一種情緒……一種不滿意、得不到的情緒。他現在用淚眼看著我。」「你願意安慰他嗎？」我問。「願意。」個案回答。

我隨即讓個案在催眠中安撫了潛意識。喚醒後個案告訴我他知道那種感覺是什麼。「就是我心底深處一直壓抑的感覺。不滿意。」個案說。「對什麼不滿意？」我問。「現在的生活，現在的環境和周圍的人。」他想了想說，「我知道我在完成作品的時候都投射了這種情緒。可能這種情緒累積的太多了，我不知道怎麼解決它，你知道藝術品是釋放，但是也是不被懂。」「感覺不被別人懂？」我問。「對。所以更憤怒。」他回答。

瞭解到他的原因，我為他做了一個輔助的心理技術——雙人畫。雙人畫屬於心理投射的一種技術，兩人輪流一人畫一筆，最後完成一整幅繪畫。在繪畫與繪畫後交流的過程中，兩位參與者可以察覺到自己的心態與思維方式，以及與他人關係的處理方法。我多次組織過雙人畫沙龍，看到很多有意思的繪畫。有的繪畫以一方為主導，有的繪畫都希望對方配合自己，有的繪畫互相都在揣摩對方的意思……而我和藝術家個案的雙人畫，是比較少出現的，一方不斷塗改另一方線條的現象。

這種情況我只在一對母女的繪畫中見過，這位母親不斷修改女兒的繪畫，試圖把自己的引導強加於對方。

而藝術家則不斷地修改我的線條，致使整幅畫面狂野淩亂，變成了他自己與外界互動後的風格。一如他的工作室、他的家。對，這不是他自己的風格，更多是對外界不滿的一種投射，一種宣洩。這種不滿又慢慢成為他個性特點的一部分。雙人繪畫的整個過程兩人不允許交談，繪畫完成後再互相交流各自的感受。「我感覺你一直在修改我的線條？」我問。「對，因為我覺得你畫得太沒水準了，你畫第一筆我就知道你想畫什麼。我想儘量讓這幅畫有點格調。」我看著畫，已經全部被他的亂線覆蓋。「我要你再跟我畫一幅，這次你要完全配合我的思路。」我要求。他一愣，說：「行。」結果還是不行，沒畫幾筆，他仍然開始試圖占領主導位置。「我做不到，真做不到。我看不了一幅畫這麼沒水準。」他說。

之後我繼續要求他重新和我畫。這次，他基本遵循我的思路，但還是在最後惡搞了一下。第四次繪畫，他才終於符合我的要求。放下筆，他對我說：「我忽然意識到了一些問題。」「什麼問題？」「我意識到好多事情沒必要那麼較勁。」他說著頓了頓，繼續說道，「我以前交往過一個女朋友，我們總因為一些小事打架。比如她想吃炒飯，我覺得前一天已經吃了啊，天天吃太沒生活格調。其實不就是一個炒飯嗎？我想很多事情都是這樣。不就是一幅畫著玩的東西嘛。」說著他用手指點了點我們的雙人畫：「我較什麼勁啊。」

「你追求生活風格？」我問。「對，受不了沒格調的事情。其實想想也沒那麼嚴重。」「你接受別人不符合你的格調嗎？」我問。他笑笑說：「心裡會鄙視，這應該算接受不了吧。」

之後的催眠，他的樓梯慢慢變得平穩，魔鬼消失了，取而代之的，他在樓梯上看到了鏡中的自己。他在幾次催眠中與內心的自我做了溝通。有一天，他發了一張照片給我，是一條美麗的水晶球項鍊。項鍊仍然保留他狂野的男性粗線條，但沒有了以往的猙獰。照片下面是他發給我的文字：「送給你，我來自潛意識的作品，這就是我心中的你，水晶球就是你的眼睛。」最後的催眠中，他說在門內看到一片麥浪「很舒服，我想待在這裡」。催眠週期結束後的一天，他發了一份邀請函給我，邀請我去參觀他的新作品展。

本章，我談到了催眠激發學習能力、運動能力和藝術靈感，其實催眠潛能激發不止於此。我曾經舉辦過一週期的集體催眠潛能激發課程，參加的除了學生還有很多上班族，每個人都有自己的潛能，大家透過催眠在開發著自我需要的潛能。

說到催眠的潛能，可能很多人都會想到催眠中最讓人瞠目結舌的技術——人橋。幾乎每個知道我催眠師身份的人都會問我：「你會搭人橋嗎？」人橋，你會看到一個全身像鋼板一樣硬的人躺在兩個架起的椅子背上，上面還踩著一個或幾個人，你覺得這是根本不可能完成的任務，催眠太神奇了！

人橋也叫全身僵直，手臂僵直的升級版就是全身僵直。

是的，我之前曾經提到過，我想有一些讀者也自己看著書體驗了一下這種感覺，當然，如果你在催眠過程中有僵直的體會感受那是來自強大、潛意識的層面。那麼你就明白，為什麼催眠師做舞台表演的時候，要先運用手指分開等測試技術篩選出合適做人橋的人選，因為就像我說過的，憂鬱氣質的人很難緊繃身體，因此不能很好地完成人橋。而易受暗示的軀體表達型人和高焦慮的人則很容易完成。

我也曾在自己的活動中展示過人橋技術，催眠者完成人橋後驚訝地問我：「結束了？我怎麼沒感覺到太多重量踩我？催眠好神奇啊，看來我自己還真不錯。」

事實上，一個體重六、七十公斤的人確實踩在了他的身上。身體僵直技術讓被催眠者體會到了自己完成了不可能完成的任務，自信心無形中得到增加。

我還曾經為一個個案的小女孩做過人橋表演。這個女孩大學剛剛畢業，她瘦小纖弱，因為自卑而來到我這裡完成個案，她已處於個案催眠後期的鞏固提高階段，因此來聽我的講座，並且接觸更多的人群克服自卑感。出於對她的瞭解，我知道她的能量已經足夠，所以選擇她來完成人橋表演。我知道她對於站在公眾面前仍然有恐懼，但她願意借這個機會克服這一點。於是在人橋表演中，我給她加入了更多暗示。一開始，我透過催眠師目光凝視導入，透過眼神給了她堅定的力量。

之後我讓她去做呼吸練習，她很快找到了以往被催眠的狀態。

然後，我讓她感受自己的身體，並且開始僵直指令：「現在我會從一數到五，每數一個數字你的身體會更加繃緊！你可以做到！」我透過全身僵直技術讓她完全繃緊，並且配合鼓勵暗示：「你做得非常好！」「對！就是這樣！」她成功完成了人橋挑戰，瘦弱的身體承重了一個身材不小的人。「對！她做到了！我們掌聲送給她！」當眾人掌聲響起，我看到她含淚對我說：「管老師，我做到了。」我不經常做人橋，也不欣賞為了做秀而表演，但如果人橋技術能幫到一個人甚至更多人，我也是十分願意去做的。

我們經常會說，人有無限的潛能。但請大家不要誤解催眠潛能激發的意思。潛能更多的是在你的現有能力基礎上的一種延伸，而不是用催眠去強求什麼，修改什麼，控制什麼。

就好比孩子有音樂才能，你非要我給他催眠多説幾國語言。

就如我的好朋友 AASFP 專業體適能教練彭欣對我説：「人人都有潛能，在一定的條件下這些潛能會被釋放，但這些潛能是在你能力基礎上的，而不是特定的方法就可以做任何激發，我傾向於用另外一個詞，就是叫作喚醒。」喚醒，多麼貼切的一個詞，我用催眠喚醒你的潛能，你或許也有自己的方法喚醒自己的潛能，潛意識真的很神奇，生命真的很神奇。

第九章

催眠處理極端問題

參加過心理諮詢師考試的朋友可能都知道，心理問題按嚴重程度分為：一般心理問題、嚴重心理問題和神經症。

一般心理問題的特點被定義為：近期發生的、內容尚未泛化、反應不太強烈的情緒問題，常能找到相應的原因，思維合乎邏輯，人格也無明顯異常。說白了就是最近發生的不痛快，自己想也能想明白的問題。心理學書中指出，一般心理問題是心理諮詢的主要工作對象，心理諮詢有較好的效果。那麼問題來了，人家自己都能想明白，或者找朋友聊聊天也可以了，憑什麼花那麼多錢和那麼長時間來找心理醫生呢？這或許是很多諮詢師考到資格證書卻無法成功解決個案的原因，個案太複雜，一般心理問題太簡單。說實話，我從業那麼多年幾乎從未碰到嚴格定義的一般心理問題。不過，和朋友聊天的時候倒是常見。

通常，一般心理問題都會以「我最近可煩了」開頭。

「我最近可煩了，我公司那個主管……」、「我最近可煩了，我老公……」記住，凡是能一開始就說出自己心情的，特別是大聲說出自己心情的，往往也不會有什麼大問題。而目光低垂，情緒低落，嘴上硬說沒什麼卻動不動就哭，或者，反覆和你聊天不說重點，在網路上的朋友圈裡持續不斷發勵志文章和心靈雞湯的，你就要注意一下這個人的情況了。越難以解決的問題也越難以面對，因此這樣的人不會輕易把問題說出口。

這就要談到比一般心理問題更嚴重的心理問題了。心理學教科書上是這樣定義的：嚴重心理問題是由相對強烈的現實因素激發，初始情緒反應強烈，持續時間較長，內容充分泛化的心理不健康狀態。這裡又提到「泛化」一詞。「泛化」，通俗地說就是把對一個人的情緒擴展為對一群人的情緒，把對一件事的態度作為對待所有人的態度。比如：和男朋友分手，認為所有男人都不是好東西，就屬於常見的泛化現象。我曾聽說一個人被經常上夜班的妻子拋棄，於是流竄了很多地區，在深夜殺了不少夜班回家的女性，後來被一位女性誤以為他是流浪漢並給他吃飯換衣，因為這個舉動，使得他沒有在這位女性居住地區行兇，出了這個地區又繼續殺害女性。他這個泛化心理引發的舉動為警方提供了重要線索，警方透過在倖免於難的地區下手展開調查而破案。

當一個人的觀點與情緒泛化時，這個人必然存在不合理信念。比如一個男人不好，就認為所有男人不好；一件事情自己沒辦好，認為所有事情都不能辦好，甚至整個人都不好了。

因此，嚴重心理問題的人由於這些不合理的思維方式，常常卡在自己的情緒圈裡無法自拔，如果你是他的朋友，你會感覺對方存在於自己歪曲的世界中，你說什麼對方都聽不進去，內心充滿了深深的無力感。

當一種不合理信念的思維方式成為一個人的個性特徵後，這個人會長期處於不舒服的狀態，慢慢地，神經症產生了。

我們熟知的神經症有強迫症，包括強迫行為（如洗手、鎖門）和強迫思維（停不下來的思考）；戀物癖；各種產生軀體化反應的恐懼，如社交恐懼、密閉恐懼、對某一物體恐懼，並且這些恐懼伴隨心慌、出汗等軀體現象。這些神經症大多因焦慮引起，而憂鬱症則屬於相反的情況。

當然，如果再嚴重的程度就是精神類疾病。我曾幾次去兩家精神病院走訪，走進鎖住的大門仿佛進入了一個潛意識的世界。這個世界你無法用意識層面溝通，因此無法透過言語獲取到你理解的資訊。病友們在任何有可能的地方站著、蹲著、躺著，各自進行著自己最直接的表達。他們對你有好奇，就會直勾勾地看著你，也有可能直接過來接觸你。

他感覺到危險，就會採取最原始的反應，戰鬥或逃跑。精神科的醫生對我說：「在這裡打架，一開打就停不下來，往往變成所有人都參與的亂鬥。」這就如同動物世界的群鬥。而醫院的管理也如同管理小孩子一般。

我也曾遇到過一些精神病或其他特殊個案，有些情況即便催眠也是無法解決的。如正在發病期的精神病患者。他們基本處於意識完全混亂甚至無意識狀態，他們的潛意識完全開放，很難透過意識層面與他產生最基本的交流，因此也無法喚醒他的意識。也就是說，正常的人除了睡覺，必須存在意識，只靠潛意識存活的或許只有嬰幼兒。意識會透過有邏輯的語言表達出來，當小寶寶開始說話時，他們的意識就開始慢慢形成了。而大多精神病患者在發病期間意識是不清醒的，自然無法讓自己接受催眠，更談不上意識與潛意識溝通的階段。

又如自閉症。自閉症又稱孤獨症，多發於嬰幼兒時期，至今病因不明。顧名思義，自閉症患者活在自己的世界裡，和外界交流存在障礙。正因為這一點，自閉症很難接受包括催眠暗示在內的任何資訊，因此很難進行催眠治療。很多自閉症的家人曾經找到我希望透過催眠治癒自閉症，我只能抱歉地告訴他沒辦法。

另外，成年癲癇病人我基本上不會接收。癲癇，俗稱羊癇瘋，發病時身體無法自控，身體僵硬抽動，口吐白沫。成人癲癇患者有很多伴隨精神病狀態，並且癲癇伴隨的精神病有較高的攻擊可能性。催眠不能治癒正在發作期的精神病，同時催眠師又必須保護好自己。我想這是每個心理工作者需要注意的，保護好自己，你才能治癒更多個案。

不過兒童癲癇我倒是接觸過。我曾經幫助一位七歲的癲癇患者用催眠治療。這位小朋友是我一個朋友的孩子，有一次我們一起在一個朋友家中玩，我聽到這位小男孩的母親開始問孩子是否不舒服，這時候孩子已經說不出話，母親對我們說：「不對，這孩子雙眼開始發直了，我得趕緊帶他回去了。」說著話，孩子脖子開始扭向一邊，黑眼珠也跟了過去，緊接著他的手臂開始抽搐，人也站不住了。我們趕緊把孩子扶到床上，孩子頭側向一邊，口水不斷地順著嘴角流下來。孩子的母親擔心孩子咬舌頭，邊替孩子抹著嘴邊說：「這孩子一緊張就這樣，在學校發作是最嚴重的，沒想到今天也這樣了。可能人太多了。」

大約十分鐘，一個朋友剛把車開過來說送孩子去醫院，孩子的身體已經慢慢柔軟下來，過了一會兒孩子坐了起來，神志也恢復了清醒。「他的病我知道，我現在帶他回家休息休息就好了。」孩子的媽媽說。

第二天，這位男孩子的媽媽打電話給我，告訴我醫院診斷孩子是癲癇，問我可不可以用催眠治療。「他一緊張就容易發病，我們都不敢怎麼管他，但是他自己有時候特較勁，不知道和這病有沒有關係。比如上學的時候，老師告訴我同學們下課都玩，就他非要寫作業，說一定要寫完。早自習時，同學們寫完作業都看看書，或者放鬆一下，他就在那邊筆直的坐著。這孩子不會放鬆。」我告訴這位母親，催眠不能治療癲癇，但可以幫孩子練習放鬆。「那就可以啊。」孩子母親說，「我覺得他會放鬆就能減少發病！」

第一次來做催眠，孩子非常緊張，他正襟危坐在工作室的椅子上，完全把我當作老師一樣服從。我在催眠中的每一條暗示或指令都會令他受驚嚇般地微微地哆嗦一下，特別緊張。於是我利用孩子年齡小、身體易放鬆的特點幫助孩子做身體放鬆，並多給他身體放鬆的暗示。越小的孩子身心一致性越強，也就是他們身體放鬆下來的時候，心理也會不自覺地放鬆下來。

第二次催眠時，孩子因為之前的練習，加上對我和催眠過程都熟悉了一些，感覺比第一次放鬆了許多。之後孩子的催眠一次比一次放鬆。為了幫助孩子更好地體會放鬆的感覺，我的催眠前談話經常在工作室旁邊的糕點店進行，在輕鬆的環境下人更容易受暗示，對於小孩子更是如此。這一點對於成人也有很強的作用。當從事吃和玩這些娛樂活動時，意識最為放鬆，潛意識完全打開，最容易受情緒影響和「被催眠」。

因此華人的習慣中有在飯桌上談生意的慣性，再喝些酒，則意識更為薄弱。

幾次催眠之後，孩子的媽媽打電話給我說在家能夠感覺到孩子開始運用催眠中的方法。「我發現他快要緊張的時候會自己閉上眼去平靜，去找催眠中的感覺。過一會兒他真的平靜了，特別好。今天接孩子的時候老師也和我提到這點了。」

催眠沒有直接消除癲癇病症，卻幫助到了這位孩子。這種間接幫助有時也是很有效的。

我曾經接手過一位精神分裂症恢復期的個案。他的發病期已經過去一年，為了避免再次發病，一直服用治療精神分裂的藥物。但這種藥物為了避免他復發會強化他的意志力，他思維過於活躍而出現身心不一致的現象，做事經常分心。

這種情況我在智力型人中常常見到。「醫生說這是藥的副作用，可是太影響我的生活了。」他說。由於藥物的強大，我用了比普通個案更多的時間和更強的手段恢復他的身心一致。

催眠間接解決問題或起到幫助的地方有很多，還有這樣一種間接或者說一併解決問題的情況。我有一個用催眠治療口吃的個案，透過第一次催眠與談話我瞭解到他一緊張就容易口吃，同時我觀察到他屬於焦慮的情況，本來就非常容易緊張甚至長期處於緊張狀態。我透過催眠幫助他放鬆降低焦慮之後，他告訴我不但口吃沒有再發生，以往開車緊張的情況也消失了。

這就是心理調整的厲害。一個社交恐懼的個案問我：「是不是我沒有社交恐懼了，我自卑的心態也能變好？我性格也會外向？」可以說他對心理調整的認識是正確的，一種心理狀態改變了，整個人都會隨之變化。就像我的一個治療心因性頭疼的個案告訴我，他現在脾氣也變好了，我的一個失眠個案告訴我，他喝咖啡不再心慌了。

那麼有沒有催眠可以直接治療的精神病呢？我治療的癔症患者讓我印象非

常深刻。癔症，又稱轉換障礙、分離障礙，俗名為歇斯底里症。早期有的專家把癔症歸為精神病的範疇，現在多認為癔症患者屬於一種人格障礙。從催眠的角度講，癔症屬於意識與潛意識不能很好地協調（即轉換性障礙）與並存（即分離性障礙），當癔症患者在意識裡遇到困難，他們會瞬間跌入潛意識自我保護。同時癔症患者又是高度自我暗示的人群，他們平時接收到的資訊都會直接進入潛意識，並透過發病表現出來。例如，癔症發作的時候，患者會變成動物，那是因為他們平時看到這種動物並在潛意識中暗示自己是這種動物。

這時候你或許會奇怪，他為什麼要暗示自己是動物呢？

剛才我說過，癔症患者是在意識世界遇到困難，於是瞬間關閉意識，開啟潛意識來保護自己。他們的潛意識絕對不會繼續認為自己還是自己，否則必須繼續解決外界的問題。而變成一隻貓，潛意識是在告訴你，我是一隻貓了，你還能把我怎麼樣？精神科醫生告訴我，癔症發作是有表演性的，潛意識說白了就是內心的「小孩」，這個「小孩」絕不會傷到自己，他只是用盡各種手段自我保護。有經驗的父母都知道，就像人越多孩子會越「人來瘋」，癔症也是這樣表演的。

「鬼上身」也是一種癔症發作的現象，我之前的癔症個案發作時就存在這種情況。這位個案父親的家族全都對鬼怪深信不疑，並且奶奶也曾出現過癔症「鬼上身」的現象。女孩子十六歲，來我這裡之前家裡曾經請過仙姑驅鬼，但沒有效果。孩子的母親學過心理學，於是特地帶著孩子來找我。我之前提到癔症患者屬於高度自我暗示的人群，他們癔症發作時的模仿對象一定是自己曾經見過或相信存在的。這就解釋了為什麼癔症通常會有家族病史，這確實和遺傳的個性與思維方式有關。就好比遠古可以通靈的人也會代代相傳，「鬼上身」的人也常常出現在一個家族或一片地區，這是由於這個家族或地區有同樣的自我暗示性個性特點與文化環境。

就像我們父母信科學，孩子也很難信鬼怪，而至今很多地方對於神鬼仍然是深信不疑，甚至肯定地認為自己就是會被「上身」的，這就是自我暗示。

有的「鬼上身」確實會被仙姑「趕走」。我做精神科醫生的朋友和我對癔症的觀點十分相似：「癔症患者通常伴隨個性障礙，他們會用癔症發作來解決問題。當癔症患者第一次發作時得到他希望的關注，那麼癔症就會反覆發作。」那麼你就理解了，如果一個仙姑把發作的患者當作「鬼」一樣打回去，患者的需求沒有得到滿足，於是患者有可能不再選擇癔症發作這種解決問題的方式，某種意義上確實幫助緩解了癔症。

這位癔症的小女生從發病到找到我已經有一年的時間。

我問她的母親：「你感覺女兒從患病這件事得到了什麼好處嗎？」她母親想想說：「那就是我的愛吧。她生病之後我辭職了，一直陪著她就醫。她和父親關係非常不好，甚至敵對。她其實很多次試圖和父親緩和關係，她爸爸那邊確實有很多問題。我曾經建議她父親和我們一起去做家庭治療，可是她父親根本不接受心理學。」

孩子得不到愛，轉而把所有對愛的渴望轉移到了母親身上。談到她的父親，孩子說：「我不想提他，我在家就沒一天好日子過。」提都不想提，可想而知是多麼惡劣的關係。談到自己的病，孩子說：「我有時候不知道怎麼就躺在一個地方，身上都是傷。我想治好的，不然挺影響我的，學校也沒法去。」

第一次催眠，孩子完成尚可，只在手臂抬起時出現一次瞬間關閉意識的情況。這種情況的外顯行為就是突然暈倒，幾秒鐘後驚醒。顯然，個案感受到手臂抬起時自己需要做一些努力，於是又逃到潛意識中。出於這種情況，第一次催眠我幾乎都以放鬆為主，讓她熟悉催眠過程，同時慢慢練習她意識與潛意識同時存在的能力。「累呀。」這是第一次催眠喚醒後她的回饋。

第二次催眠，孩子的問題開始浮現。當再次遇到手臂抬起挑戰，孩子再次瞬間關閉意識。這種用逃跑反應避免自己努力其實很常見，就像我前面說的，很多個案會透過睡著來逃跑，而癔症個案則和生活中一樣，透過癔症發作來逃跑。這次個案的潛意識完整地展現出來，個案關閉意識後身體開始抽動，眼睛向上翻到只剩眼白，嘴巴噘起，喉嚨發出了正常人無法發出的聲音。她的手也開始抽搐，並且不斷地抓自己的臉。

如果不瞭解癔症的人或許真會以為她鬼上身了。之前我曾提到過大多數個案會在前幾次催眠中幫助他深入，進入潛意識。

而癔症患者的問題就在於瞬間關閉意識，跌落到潛意識裡。

因此我要不斷喚醒她的意識，並且練習她意識與潛意識並存的能力。這些催眠目標需要循序漸進。

我首先拉住她的手防止她自傷，然後不斷地用語言與她同理，告訴她我瞭解她的痛苦。我注意到小女生雖然傷害自己，卻不會去抓我，這正說明了癔症發作時是有一些表演性，不是完全脫離意識的。幾分鐘安撫之後個案發作停止，忽然驚醒。這時候我沒有讓她像平常生活中一樣去談剛才的感覺，而是直接導入全身放鬆的環節。「過一會兒我每說到你身體的一個部位，你會感受到身體的放鬆。」同時為了防止她再次慣性地關閉意識，我要她每感到一個部位放鬆就「嗯」一聲，用這種方法來保持她的意識清醒。整個環節中個案完成良好，之後我引導她觀察潛意識的大門。個案看到了一個離她很遠敞開的大門，我引導她走過去，她說做不到。這個潛意識意象與個案的現狀十分相符。身心良好的人潛意識大門應該是關著，但自己隨時可以打開，這就說明我們可以對意識與潛意識自控。而意識太強大、無法接觸到潛意識的人一般不能看到潛意識大門，即使看到也是緊閉的，自己不能打開。而這位個案，她的潛意識一直敞開無法關閉，這就是她的問題所在。

根據她的問題，我讓她在潛意識裡先去感受自我。「現在請你在潛意識意象裡低下頭，看看自己腳下穿了一雙什麼樣的鞋？」觀察自己的腳是感知自我的開始。有的個案這時候會搖搖頭說「看不到腳」，這通常是感知不到自我存在的表現。

有的個案可以感知到，但自我存在感低，有可能出現看到自己光著腳或感覺不到腳穩穩地踩在地上。「請你感覺一下自己的腳穩穩地踩在地上。」催眠師透過此類暗示都可以增加個案自我存在感。有個案會看到別人的鞋或理想中的鞋，這是一種對自己的期待。就像我之前談到過，一個個案第一次看到的是我的鞋，說明了個案對我本人或生活方式的一種嚮往。

催眠後期這位個案的鞋又變成了水晶鞋，這又是另一種心裡的期待。最後，這位個案的鞋終於變成了自己的，完成了自我認可。還有很多個案會看到兒時的鞋，出現童年回溯的現象。

這位癔症個案看到了自己的鞋。我引導她在潛意識中慢慢地抬起頭，再看看大門。她告訴我離自己近了。或許讀者在這裡會問我，為什麼一個潛意識中觀察自己的動作就會讓大門離近呢？這是因為潛意識意象是內心深處自發的表達，並且浮現的通常是壓抑的情緒，必然是不那麼好的。因此出現潛意識意象時，我們的潛意識會自我保護，越難面對的問題，意象畫面會離得越遠。而當我引導個案加深自我存在感之後，個案的自我能量和解決問題的信心會提高，同時由於她對問題有了心理準備，這個問題自然會開始接近。個案的大門近了，但她告訴我仍然碰觸不到。我沒有著急，喚醒她結束第二次催眠。她告訴我依然感覺很累。

第三次催眠，為了訓練個案的意識，我讓她睜著眼睛看著自己的手臂抬起，以保持她意識和潛意識並存的狀態。整個催眠過程中，個案沒有出現很明顯的病情發作。潛意識的大門出現在身邊，個案可以碰觸到大門了。「碰觸大門是什麼感覺？」我問。「涼涼的。」個案回答。她的大門雖然自己不能關閉，但敞開的程度已經越來越小了。四次催眠結束後，家長高興地告訴我，孩子最近都沒有病情發作。

正當家長滿心期待時，孩子忽然說不想繼續催眠，想回家了。隨著孩子這種念頭的產生，第五次催眠過程中，孩子出現了一些反覆。關閉意識的情況變多，整個催眠過程很難流暢地進行。根據孩子的情況，我加入了發洩情緒輔助手段。

我讓她在一張紙上用線條把自己的心情畫出來。孩子一開始畫得非常小心謹慎，線條只占紙張的一小部分，並且整整齊齊。

「這能代表你現在的心情嗎？」我問。「不能。但我實在接受不了亂畫。

我從小都是好學生，做任何事都規規矩矩的。」「辛苦嗎？」我問。「很辛苦。」孩子笑笑說，「後來自己都習慣對自己高要求了，心裡很累。如果讓我再選擇一次，我肯定不做好學生了。」這種談話不止一個個案和我談到過，可以說我所有的好學生個案都這樣說。我曾經把這種情況告訴我幾個當老師的朋友，她們說：「你見到的都是心理出問題的好學生，這畢竟還是少數，大多數好學生的學習和心態都是好的。」引用這段話是希望對我的內容做另一個角度的補充，也歡迎對此有感悟的學生、家長、老師們來討論。我示範給癔症個案如何用線條進行心理釋放，她齜牙咧嘴地看著我畫，說：「受不了了！我受不了這樣畫，看著都不行！」我讓她試一試，孩子拿起筆，在自己剛才整齊的線條中隨意畫了一筆，然後趕緊扔下筆說：「不行不行。」

我私下和孩子母親交流，詢問孩子有什麼排解情緒的管道。孩子母親說：「孩子出現這個病之前好像真的沒有太多可以排解情緒的地方。後來她開始休學了，並且慢慢發病，我意識到這樣不行，那時候孩子正好想學舞蹈，我就鼓勵她去了，想來那時候是好一點。後來因為一些別的原因就沒再學。」沒有情緒釋放的出口，真是很危險的事。

第六次催眠開始前，我繼續帶她用線條釋放情緒，她這次的線條範圍稍微大了一些，也隨意一些。我引導她邊畫邊說出不滿，她基本不能開口說出，偶爾冒出一兩個聽不見的小聲音。繪畫之後我引導她把紙張撕碎扔進垃圾桶，她說：「不行，我不能撕紙。」在我的要求下，她撕出了很多桃心、小鳥這樣的有型作品。「我不能接受亂撕。」她說。這次催眠過程中，反覆發作的現象有所減少，當她站在潛意識大門外，我為她設置了一個心理支持。「你旁邊站著一個人，你看是誰？」個案告訴我是她的好朋友，這個朋友願意幫她一起關門。

終於，潛意識的大門關閉了。

幾次後續的催眠鞏固後，孩子情況越來越好，孩子的母親說打算孩子病好回家後，自己也開始工作了。這時，孩子忽然再次反覆。看到這裡，大家可能會感受到，這個個案難度不低。是的，之前我說過，被家長帶來的個案和自發解決的個案心理動力完全不同，容易反覆，同時，由於個性原因而出現的問題也是非常難解決的。個性，從小產生，伴隨一個人很多年的整體風格與思維方式，真的非常難改變。「我說我要開始工作，孩子堅決不同意，而且再次要求馬上回家，不做催眠了。」

迫於無奈，這位母親帶孩子回家了一週多，期間和孩子反覆談了幾次，半個月後，他們再次回到我的工作室。回來之後，孩子明顯對催眠阻抗，我在她意識清醒的時候繼續用繪畫釋放她的壓力，孩子自我釋放的能力好了一些，但只要我一開始催眠，她就馬上關閉意識，並且出現了「狐仙上身」、「外國人上身」等現象。但我注意到，她在發作的時候和以往不太一樣，我故意忽視她的「各種上身」，繼續催眠，並時不時地喚醒她，她竟然開始產生捂耳朵、蒙頭這種反應現象。我知道她的意識已經進一步清醒了，於是讓她的媽媽和我一起叫醒她，她的反應更加大了起來，有一次忽然坐起來喊道：「我都說了我不做催眠！你們為什麼非要逼我！」說著，孩子撲到媽媽懷裡哇哇大哭，邊哭邊說，「你別離開我行嗎？你別生小弟弟。」催眠後母親告訴我，孩子的父親因為女兒這種情況，一直有再生一個孩子的想法，讓孩子知道了。「她心裡可能有被放棄的感覺吧，她自己不想挽回和父親的關係了，可能特別害怕失去我。所以希望我不要上班，一直陪她。」「因此她成長不起來？」我問。孩子母親點點頭說：「這孩子確實挺任性的，我覺得和我的教育有關係。我有時候教育不當，比如她喜歡亂買東西，我很多都答應了，這是因為孩子這個病讓我心裡有愧疚。我們那邊的精神科醫生也說了，我得上班，這種病自己不會出大事。我老陪著她對她不好。」我告訴孩子的母親，孩子的意識已經回來了，後面的路只有靠孩子自己走。通常個案在好轉後，我都會用催眠說明鞏固幾次，這顯然不適合這位個案。她的意識，可以說是被「逼」出來的。

孩子和母親離開兩個月後，我逛街無意看到孩子最喜歡的文具，就買了一套送給她，我把她曾經塗鴉並撕成心形的紙片夾在禮物中，那是我帶孩子釋放情緒時，看到好看收藏起來的。幾天後，我收到孩子母親的訊息說：「您的禮物孩子很喜歡。我開始上班了，孩子的獨立性也比以前增強，基本上不再發病，也不用我操心了。」祝她們一切都好。

剛剛說了很多我在催眠生涯遇到的特殊情況，那麼除了這些極端病情，我接觸的個案中，大多也已經到了神經症的級別，各種程度的強迫症，驚恐發作，口吃抽動以及心因型軀體症狀。

這些個案大多已經想盡各種辦法包括去醫院等，全部無效，最後的希望就是神話一般的催眠。我曾說過，催眠並不是神奇的法術，不過剛剛好的是，催眠正好是解決這些極端問題最好的方法。很多初學催眠的催眠師被這些看似嚇人的情況唬住不敢接，我的諮詢師朋友也常笑稱我為「疑難雜症專業戶」。其實殊不知，這些嚇人的神經症恰恰是催眠比較容易解決的問題。因為大多數神經症是由於長期高度焦慮得不到解決而產生，只要用催眠放鬆降低焦慮即可得到解決。怎樣用催眠降低焦慮？去看第二章。

我的一個朋友問我：「我認為很多心理問題是可以透過意識來解決的，我就是這樣。想一想，事情分兩類，一類是解決得了的，就去解決；一類是解決不了的，那苦惱也沒用。這樣我自己分析一下，就沒問題了。作為催眠師你怎麼看？」

我回答他：「你說的當然是一種解決方法，而且是每個人首選的解決方法。也就是我們人在遇到一個心理挑戰時會先用自己的認知系統自我排解，大多情況都會用意識想通，而想不通的則成為心理問題。之所以想不通，是因為意識邏輯中存在一些不合理信念。如：我老公必須哄著我，我不用說他也應該懂。」那麼，當自己想不通了，大多數人會求助社會支援系統，也就是我之前說的——朋友、家人。朋友和家人勸說沒有用，那麼這個人可能是執著於自己的錯誤觀點，也就是偏執（觀點是偏的但仍然執著地相信）；或是卡在自己的情緒中，明知道朋友說的對，卻無法走出情緒。我的一位學薩提爾的朋友說：「你要看看個案卡在哪兒，是觀點裡，還是情緒裡。」說的就是這個意思。這時候，社會支援系統顯然也失效了，個案才會找到醫院或是我們。因此，輕微的心理問題個案，我還從來沒見過。

我的一個因為焦慮產生幻覺的個案，治癒後對我說：「如果早點治療就好了，回想起來，精神焦慮的那段時間我不但不能工作，朋友也都不去聯繫了。現在恢復這一切都需要時間。」有的人明明已經因為心理問題嚴重到有很長時間的失眠，找到我卻說沒什麼問題，就是有點失眠。也有很多朋友，會對自我認識非常透徹，及時來我這裡調整。在很多國家，心理治療已經列入社會福利的範疇，我們國家也越來越關注人的心理層面。經常有人對我說：「如果那個自殺或犯罪的人遇到你，就不會發生慘劇。」但事情沒有如果，就像我們公司的理念：「健康生活，從心開始」。

能讓更多的人關注到心理健康，也是我寫這本書的目的。我們活在一個被賦予意義的世界，我們每個人都在用心看世界。健康生活，從心開始。

第十章 自我催眠與生活中的催眠

很多朋友都會問我：「你平時會自我催眠嗎？能教教我嗎？」、「自我催眠是不是打坐冥想？」是的，我會自我催眠，但自我催眠不是冥想，冥想簡單地說就是什麼都不想，屬於一種意識層面的意志力鍛煉，而自我催眠更多的是自己進入潛意識。自我催眠與被他人催眠也是稍有不同的，這就好比去聽課和自己看書，每個人有每個人的提高習慣，收穫也是不盡相同的。

我自我催眠比較少，基本上不做週期目標的自我催眠。這個簡單說就是個人習慣，我通常會讓助教大鵬幫我催眠，這很有意思，我會邊用意識輔導他，甚至和他說話，邊自己觀察潛意識，做到真正的意識與潛意識並存。助教大鵬不在的時候會聽自己的催眠錄音。你是否想起電影《催眠大師》中徐錚自己看錄影催眠自己的鏡頭？確實也是有效果的。另外我還會和我的幾個催眠師好友互相催眠督導。做過個案催眠的朋友應該知道，催眠做多了之後，自己很快可以進入潛意識，並且可以很好地控制自己意識與潛意識並存的狀態。當用催眠提高到一定程度時，你已經不用藉助催眠保持平靜放鬆的狀態，這種狀態已經內化，變成了自己的狀態。同時當自己需要時，之前已經不需要做任何鋪墊，閉上眼睛就可以感覺到潛意識。「我會隨時覺察自己的情緒。」我的一個催眠師朋友小王說。

比起這種隨時覺察與隨機地進入潛意識，自我催眠目標更明確，我們自己會設定一個解決目標，利用一個甚至幾個催眠週期達成。比起讓別人催眠，自我催眠更有風險。當催眠師幫別人催眠時，會根據個案的情況及時喚醒，保證個案每次都有成長但不會走得太深，不然就好像吃藥吃多了，會出現頭疼甚至更嚴重的情況。同時在潛意識中，催眠師也會進行引導，保證不出現剛才所說的情況。而在自我催眠中，這一切都要靠自己。我們會設定時間定錨，讓自己及時醒來，在催眠中也會隨時感知自己是否走得太深。我曾經在一天晚上接到一位催眠師朋友的求助電話，他告訴我自己正在進行潛意識自我探索，一開始還好，之後潛意識的龐大力量不自覺地吸引到他，他貪心了。「我知道自己就快要出問題了，我在自我催眠之前給自己設定了三個喚醒的人，第一個是我好朋友，第二個是我的女性友人，如果他們都不能阻止我的野心，最後喚醒我的就是你，高階的催眠師。我確實醒來了，但我現在主客觀分不清了。」他說。

「你醒來多久了？」「幾小時吧。」他回答，聲音聽來非常恐懼。

顯然，他醒了，但還在潛意識狀態沒有出來。我要他休息，並且警告他最近一個月都不要再自我催眠。我一直關注他的朋友圈是否異常，幾天後他發信告訴我好多了。我的另一個催眠師告訴我，她也在自我催眠中曾經因為好奇向下走了一百個台階，結果交感神經失調，過了很久才好。

我一直用吃藥比喻催眠，藥物的說明書都會寫「謹遵醫囑」，催眠也是如此。

既然我們作為催眠師都要謹慎對待自我催眠，那麼沒接觸過催眠的人對待自我催眠是更需要謹慎的，因此我從不提倡個案專業的自我催眠。不過在這裡，我可以教大家一些生活中的催眠暗示技巧。

在整本書中，我實際已經結合實例教授了很多自我催眠與暗示技巧，比如呼吸練習、定錨加深，你在自己練習這些技巧的時候，實際上就是自己在做初步的自我催眠。又比如如何幫孩子和周圍的人做暗示，這也屬於生活中的清醒催眠範疇。下面，我會教大家更多。

清醒催眠，也就是不讓你來工作室，不接受專業的催眠流程，在意識清醒的狀態下利用暗示讓對方接收並認可你的資訊。這種催眠廣泛用於生活中，企業建立企業文化，就是在為員工催眠；銷售向你推銷物品，是在給你催眠；老師在學校上課是給學生催眠；電影電視上的節目給觀眾催眠……生活中的催眠暗示真是無處不在。當然，失敗的催眠也有很多，不當暗示不但不能讓對方接受自己的觀點，反而引起對方心理防禦和反感。比如打到你手機裡的各種推銷甚至詐騙電話，再比如有些家長不斷説服孩子卻不成功，這些都屬於不當的催眠。那麼怎麼才能讓你的觀點更好地傳達給對方，使對方更容易接受呢？來讓催眠師教你幾個清醒催眠技巧，讓你也做一個生活中的催眠大師。

剛才我説過，生活中的暗示無處不在。我們在與人交往的時候可能更多地關注自己的語言暗示，其實肢體（身體語言）、衣著外觀、環境、時間都可以給人暗示。想像一下，你開了兩個小時的車來到密林深處，周圍的空氣越來越冷，有微微的風，你聽到風聲和周圍輕微的聲音，天色暗下來，已經可以看到星星點點。你終於看到暮色中一幢兩層閣樓，閣樓建築很怪，不同於城市的建築，更匪夷所思的是四下除了這所閣樓再沒有其他建築了。沒有路，你只能下車，沿著台階往上走，台階周圍兩行燭火跳動，你走到閣樓門口，看到左右兩個穿著黑袍打坐的一男一女，其中一個人輕輕敲了一下旁邊的鐘，鐘聲低沉地回蕩在清冷的夜。你再往裡走，看到我穿著本書封面上的那身衣服，手捧水晶球，周圍很暗，只有燭火照映我，看不清臉……怎樣？我還沒説話，你會不會已經對我有一種心理感受？這就是之前那些暗示造成的。視覺、溫度（觸覺）、聽覺、嗅覺，這些都是對一個人的暗示。當然，我不會把自己弄的這麼神秘，我的工作室在商場高樓層裡一個乾淨明亮的辦公室，有舒適的沙發和催眠椅，我穿戴普普通通，想到這裡是不是自然親切一些？這又是另一種暗示。真是一切都是暗示啊。

環境暗示説起來非常複雜，這裡我先從最方便運用的語言暗示入手，教大家一些實用好學的技巧。我們所接觸到的一切語言都是暗示嗎？廣義上説是的。當你聽到一個語言，你的大腦已經受到了選擇性暗示。比如聽到「今天天氣怎麼樣？」

這時你的注意力轉移到了天氣上。心理學中有一種心理問題叫「資訊選擇性偏差」，也就是對待同樣的事情，個體在注意的角度上已經開始不同。隨之而來的就是「資訊處理偏差」，資訊處理也就是個體自己的理解，選擇看到負面，再從負面去思考，那真是悲劇中的戰鬥機。

那麼我們現在可以把語言資訊更具體化一些，分為大眾都會認可的客觀類資訊和個體主觀暗示。客觀資訊是什麼？

比如：「今天是晴天。」、「你穿了藍色的裙子。」這種誰都不能否認的客觀事實屬於客觀類資訊。而主觀暗示就是你想要給對方的資訊，比如：「你這樣的人有什麼理由心情不好？」

這完全是你的主觀評價，人家為什麼心情要好？心情不好的理由有無數種。主觀資訊是你想讓對方認可的，那麼怎麼讓對方認可呢？即使是熟人之間，一開始就直接把觀點給對方，對方也會覺得不自然，尤其是和對方不一致甚至指責性的觀點。比如兩個人剛見面就說：「怎麼哭喪著臉？見了我高興點行不行？」我想對方心裡可能不那麼愉快，那麼怎麼催眠他呢？首先，你要先說幾個客觀資訊。如：「今天出太陽了。」、「今天天氣挺暖和。」之後再載入你的暗示。你可以這樣說：「今天出太陽了，溫度正合適，我們今天約得真是時候。」

晴天和溫度適宜是大家都共同認可的客觀資訊，而約的時候是個體的主觀暗示。之前因為有兩個客觀資訊載入，被催眠的個體會和催眠者形成認同，這時被催眠者的心理防禦和評判區會慢慢放下，按思維慣性接受你的暗示。也就是說，聽你說話的人會按思維慣性，認為前面說的對，後面的暗示也有道理。

我曾經幫一家知名品牌的業務人員做教育訓練，我告訴他們銷售產品最忌諱一昧誇自己的產品甚至貶低別人的產品，那麼怎麼運用我剛才說的技巧呢？比如一件衣服可以這樣說：「這件衣服是限量版（客觀資訊），最近正在做活動（客觀資訊），這個款式值得收藏（主觀資訊）。」再比如你希望男朋友買一件衣服給你，試試這麼說：「這件衣服正在打折（客觀資訊），正好是藍色的（客觀資訊），我穿一定很好看對不對？」要注意的是，暗示不宜過多過於強烈，否則對方的評判區又會升高，開始批評。由於篇幅關係，我舉的例子都很短小，我們在生活中的溝通通常不會幾句話就結束，在客觀事實中適當地混入一些暗示，你就成了成功的催眠大師。

當然，如果你想要再進一步，我們一起來看肢體催眠暗示。肢體催眠暗示又叫身體語言，我們知道很多心理學家是透過肢體語言解讀人，我看到緊張焦慮的個案經常會有下意識的小動作，比如玩手指、抖腳；而憂鬱的個案常常目光低垂。這種技巧也廣泛地應用到刑事偵查等領域，那麼肢體語言怎麼運用呢？科學家已經研究出人與人心理距離有多長，不同的關係人們習慣有不同的距離，這個距離透過肢體會表現出來。我們和陌生人之間會保持能看清面孔的距離，如果太近會非常不自然甚至感到危險，這是潛意識的自我保護。而朋友之間會近一些，保持能聽清說話的距離。那麼戀人之間的肢體距離不但非常近，還有一些親密的小動作。基於這點，想拉近對方的關係，可以適當運用肢體技巧，在合理的範圍內拍拍對方的肩膀，或刻意離近一些。如果你想追一個女孩，你就默默地離她近點，不用說什麼，堅持一段時間你會發現她對你態度的變化。又如剛才舉例，你想讓老公幫妳買衣服，那麼就摟著老公說我剛才舉例的那些話效果更佳。當然，這需要掌握尺度和時間，否則反而弄巧成拙。我曾被一個推銷燙髮的青年人直接拉起手臂往店裡帶，真是不勝其煩。

以上是生活中清醒催眠的一些小技巧，這些技巧或許可以幫到你一時，但並不能真正讓你有心靈上的收穫。前九章你或許學會了很多自我身心修煉的方法，學會了與自己溝通，那麼這一章的後面，我們就真正從心理學角度談談如何更好地與他人溝通。

之前我說過，人在不平靜特別是有負面情緒的時候很難接受催眠，所以我會透過催眠中的一些技巧讓個案平靜下來，這時個案才會接受暗示。生活中也是如此。第六章我曾提到，當一個人感受到被攻擊時，他會本能的開啟自我防禦機制，並產生反抗或逃跑反應。這時候情緒已經產生，很難產生良好的溝通行為。因此，當和人交流的時候，你要首先時刻覺察自己是不是產生了情緒反應。更深入地講，一切情緒反應都有其心理根源。

當你感覺到對方和你意見不一致時，是否感覺到了不被認同？這種不被認同是否傷害了你的自尊心？我們在兒時思維不夠細化，很難分清一件事與多件事甚至與自己本身的關係。

比如經常被批評成績不好的孩子會認為自己本人不夠好，而不僅僅是成績不好，而事實上可能是一門課程甚至一次考試不好而已。家長也會經常用混淆的語言給孩子錯誤的暗示，如：「你怎麼不看書？不愛看書的都是壞孩子。」

不愛看書只是一個行為，錯誤的暗示會讓孩子把行為和自己是不是壞孩子聯繫起來。又如家長經常說的：「你再淘氣媽媽不喜歡你了。」

這樣的暗示會讓孩子把自己的個性與是否被愛相聯繫。

小孩子帶著這樣的認識慢慢長大，有的人思維及情感成長成熟，可能慢慢會打破以往的認識。而很多人卻把錯誤的觀點感受帶到了成年。

「是的，當他不認可我的觀點我就會認為對方不認可我這個人，所以我本能地就是憤怒、回擊。

我很難做到對事不對人。」一個個案對我這樣說。我問他：「那你內心渴望的是什麼？」他想想回答：「是被尊重吧。」被尊重、被愛是我們每個人內心深處的渴望。另一個個案對我說：「我知道我自己控制欲強，可是我內心沒有安全感。我知道自己不對，每個人都有自己不同的方式，但有時候我忍不住。」

我問她：「當你男朋友聽你的話時你感受到了什麼？」

「被關注，被愛。」個案回答。

這位小姐顯然受到家長「你聽話媽媽才喜歡你」的暗示，並且應用到了新的親密關係上。

看了剛才那些話是否有一些共鳴？我一直說瞭解是改變的開始，當你開始察覺到自己為什麼產生情緒，你的理智已經在工作，情緒就不會無限擴大。再不行，請你馬上閉上眼睛，自己做幾分鐘呼吸練習。

好了，當你睜開眼睛的時候你的情緒已經平靜，下面我們要開始給對方催眠了。讓對方放下心理防禦機制，不要產生反抗或逃跑反應，這是在和諧友好的氣氛下交流的第一步。

那麼怎麼讓對方放下心理防禦呢？

剛才的例子中，我已經提到了一個很普遍的現象，有一類人不能接受你和他意見不同，意見一致時，他會和你非常親近，很讚賞你，他讚賞你的原因實際是一種自我認同。而當別人和自己意見不同，他會感覺到被否定，自尊心受到了傷害，這時候這種人很容易憤怒或者生悶氣。如果兩個人都是如此，那麼雙方的情緒反應可想而知。其實剛才我已經談到這樣的人情緒背後的心理需求，就是被尊重。當你滿足了他的心理需求，很多時候他是非常容易溝通的。因此，當你想在這類人面前表達自己的意見，請你這樣開始：「你剛才提出的方案一定花了很多心思，非常有創意。」或是「從你剛才說的方法中我可以感受到你非常愛你的孩子。」對，讚美對方，大張旗鼓的讚美。

當對方收到你的讚美與鼓勵，他的自尊心上升，心理防禦自然降低。之後，你再用中性的言辭提出你的意見，避免評論性詞彙。讓我們對比一下，同樣一件事的表達哪種對方更容易接受。

第一種：「你的方案我不同意，太離譜了！聽聽我的。」

第二種：「你剛才提出的方案一定花了很多心思，非常有創意。只是有一點我不太確定，我們針對這一點商量一下。」

顯然，第一種表達一開始就是批判，會比第二種容易令人反感。

再比如，當我遇到一個教育不當的父母來諮詢，聽完他和孩子的一系列狀況，我就可以這樣說：「從你剛才說的教育方法中我可以感覺到你非常愛孩子，讓我們討論一下這份愛怎麼更好地表達。」這樣說顯然比下面的話好接受：「你怎麼能這樣對孩子呢？你想過孩子的感受嗎？我告訴你應該這樣。」我不是在教讀者說一些虛偽的話，而是讓讀者看到一件事背後隱含的情感和積極面。長期這樣練習，隨著你觀察角度的不同，你自己的心態也會有變化。

下面我們來一起練習一下。當你的孩子和同學吵了一架，很生氣地回家告訴你這一切，你該怎麼說？

「怎麼回事啊？你這樣可不對。」這種回覆說多了，我想孩子以後不會再和你溝通了。那麼試試這個：「從這件事我看到你試圖和同學去解決問題，結果好像不太成功？」之後你可以引導孩子總結處理過程中的優缺點，記住前面的方法，客觀資訊加主觀暗示，如：「剛才你說他罵你，所以你急了（客觀），但吵架還是沒解決問題（客觀），看來吵架不是一個好方法（主觀）。那麼你感覺怎樣比較好呢？」

大家可能會注意到，我這裡還另外用了兩個心理學技巧，一個是重複對方的話：「剛才你說他罵你，所以你急了。」適當地重複對方語言，會讓對方感覺到你在關注他，也有利於接下來接受你的資訊。另外一個技巧是拋問題：「那麼你感覺怎樣比較好呢？」讓對方提出意見一起商榷，比給對方意見效果更好。我曾經為一位企業主做人際溝通諮詢，她回饋我說：「你告訴我多拋問題，讓對方想辦法，我用了這個方法之後，發現開會時員工自己討論商議的決定比我以前單方面讓他們執行的決定動力強許多，而且我也不那麼累了。」很多父母說自己為孩子操碎了心，缺乏的正是給孩子獨立思考的機會，這樣反而阻礙孩子成長。

而談話進行到位，孩子下次就會自動自發改善。

如果你的談話開頭加入這句就更好了：「你現在一定很生氣，從這件事我看到你試圖和同學去解決問題，結果好像不太成功？」以「你現在一定很生氣」

開頭，孩子會感受到你理解了他現在的情緒，這在心理學叫作「同理心」。之後再肯定他做這件事的積極面，後面就很好溝通了。

我們再來同理一下。你回家晚了，老公對你發脾氣，你看看這樣說可不可能被參考：「你生氣了，一定是很擔心我。抱歉我回來晚了，是因為……」記得再加上我之前教的肢體暗示。

我們回顧一下剛剛的方法套路，生活中的催眠大師，當你想給一個人催眠時，第一步，察覺自己是否平靜。第二步，同理對方。第三步，看到對方的需要，從對方的觀點中找到積極面讚賞。第四步，客觀資訊加主觀暗示催眠。第五步，拋問題，和對方商議解決方案。

這套流程說起來容易，真做到需要大量練習。我曾為很多不同人群上過以此項內容為重點的清醒催眠課程，每天我只教其中一步，之後當場練習，課後回家練習，第二天的時候大家會回饋討論。第一天下課的任務是練習自我覺察，第二天回來之後很多學員說：「做起來真難啊！我一到那時候火不由自主地往上冒。我想到您的話，趕緊壓壓火氣，真正內心平靜太難了！」是的，個案催眠想達到真正的內心平靜尚且需要很長時間，何況自我修行。當然，如果你從我剛開始教呼吸練習的時候就已經開始跟著練，那麼你現在的心理狀態一定已經開始有所不同。

除了個人修煉不易，我們遇到一件事馬上產生情緒還有一個很重要的原因，就是以往的投射。投射也叫移情，簡單地說就是把曾經出現過的情緒情感轉移到其他事件上去。比如你老公拿起手機開始玩遊戲，你心中馬上無名火起，朝他喊道：「又玩遊戲！你天天都玩遊戲！孩子也不管，家務也不做！」

這時候你的憤怒並不只是他拿起手機玩遊戲的一個動作，而是對他以往長期持續玩遊戲以及玩遊戲所帶來的一系列變化的不滿，這就是對以往情緒的投射，或者說以往累積所有憤怒的移情。回憶一下，當你老公第一次玩遊戲的時候或許你不會這麼生氣，很多暴怒都是投射的後果。當你對一個人說：「我早對你這點不滿了！」這時候你已經在投射了。

剛才說的是以往相同人相同事的情緒投射，那麼對於不同人相同事也很容易產生投射。比如剛才那位太太，在公司遇到一個愛抱著手機玩遊戲的同事，恰巧這位同事有一次又因為玩手機遊戲而影響了工作甚至影響了她，她的憤怒或許會比別人更大，因為她會把以往對自己老公玩遊戲的情緒或多或少的帶到這位同事身上。

我記得有一次在我的雙人塗色的活動上，塗色的兩個同伴完成作品之後互相交流。這時我的助教香君皺著眉頭說：「我覺得我的夥伴特別負能量。我一直在引導他把畫畫得更好，他一直在躲避我，我塗哪裡，他就去塗另一邊。」他的夥伴莫名其妙地說：「我就是覺得那樣大家都比較方便，各塗各的繪畫進度會快一些。」活動後，助教香君發微信給我說：「夥伴的話讓我自己反思了一下，我覺得剛才和他溝通的時候帶著情緒。這種情緒其實來源於我曾經的一個同事，那時候我們共同做一個項目，我想把這個項目合作完成地更好，可是對方就一直躲、一直逃避。我想我把這種情緒投射到塗色夥伴身上去了，我想和他道個歉。」

就像我的助教香君說的，很多類似的事件也會喚起一個人的情緒，這時候就會產生投射。比如你看到一個和小時候居住地很相似的地方，就會產生兒時情緒的投射，看到一個長得相似的人，會喚起對以往那個人的投射，甚至一個相似的動作、聲音都會投射。就像歌裡唱的：「最怕聽到熟悉的那首歌，最怕聽到你的消息。」投射真是無處不在。

投射的力量如此強大，我們很難不移情投射，從心理學角度說，不會移情的人是有情感缺陷的，人人都會投射，也應該投射。曾經有一部周星馳的電影，每當周星馳和扮演妻子的劉嘉玲吵架時，劉嘉玲都會說：「老公，你餓不餓，要不要我給你煮碗麵？」這時候周星馳扮演的老公就會緊緊抱住他的妻子。這就是投射的正面力量。瞭解到這點，你可以思考一下如何運用投射的正面力量。

我一個個案對我說：「您說完之後我想到了一個辦法，我帶上紀念日時老公送我的玉墜項鍊。每次開心的時候我都去摸那個玉墜，我知道我老公看到了。後來一次我老公生氣了，我也去摸那個玉墜，我老公看到之後就平靜多了。」非常聰明的一個個案，她為老公設置了一個正向情感喚起物件（玉墜），並在平時利用這個物件給老公催眠，收到了良好的效果。讀者朋友們不妨也思考一下怎樣更多地喚起周圍人的美好回憶。

中國是一個講人情的國家，情感和移情尤為重要。不過隨著生活節奏的加快，我也越來越多地接觸到意識非常強大、情感相對薄弱的高智力型人群。我之前幾次談到過高智力型人群，電視劇中的管理者形象，他們真是只看到邏輯沒看到人。他們的口頭語經常是：「我是對事不對人。」記得一次我的活動中，我把來的朋友按類型分成了幾組，其中一組就是這種高智力型人。

當他們說道：「我們是對事不對人啊。」對面一組馬上有一個憤怒者站起來說：「對，我覺得你們這些人特別沒人情味，就不喜歡和你們打交道！我們就是喜歡對人不對事！」對人不對事，看到這裡你可能忽然有所感悟，誰說對人不對事就是錯的呢？當你犯了一個錯誤，你的好朋友還是堅定地站在你這一邊，你的心理感受如何？很多時候，我們是可以對人不對事的，看到人又能看到事，把人和事很好地處理，這就是所說的情商ＥＱ。

給這種智力型的人清醒催眠，你不需要同理，甚至不需要鼓勵和讚美，只要你就事論事，他們非常好溝通，他們還有一個很招人喜歡的地方是，他們不會記恨人，因為他們移情能力較弱，他們不會對你有太多負面情緒的投射。當他們覺得你的事情合理，即使你曾經得罪過他們，他們還是願意幫你。

如果你想要讓這類人情感豐富一些，你可能就很抓狂了。

我曾看到一個來做母女關係個案的女兒，哇哇大哭著對媽媽喊道：「誰要聽你那麼多道理！我就是想讓你抱抱我！我感覺不到你愛我！」在家裡，看來老講道理也不那麼行得通。

就像電視劇裡說的：「家不是講理的地方，家裡講的是愛。」這時候，調出智力型人的情感部分，你就是成功的催眠大師。那麼怎麼做呢？有句俗話說：「缺哪補哪」，就是這個意思。多給智力型人下感受類暗示，如：「天氣好暖和（感受），心情真好（暗示）。」感受屬於潛意識，也就是情緒情感的部分，增加智力型人的感受力，他的情緒情感自然會出來。又如：「起風了（客觀資訊），風裡有濕潤的味道（感受），吹在皮膚上好舒服（感受性主觀暗示）。」

如果此時對方說：「風是溫差造成空氣的密度不同，從而形成水準氣壓梯度力。」那他真是沒救了。

開個玩笑。多下感受性暗示，多用肢體親密接觸（肢體暗示），讓智力型人多感受潛意識層面的事物，如音樂、藝術，都有助於調動智力型人的情緒情感部分。

生活中充滿了各種各樣的情況和各種各樣的人，我剛剛用了一章的文字簡單給大家講授了一些清醒催眠的知識，因為篇幅有限不能細說，又因知識淺薄可能讓你用起來並沒有那麼好的效果，還希望讀者朋友們多多見諒。心理學是個大學問，一頭扎進去也只能看到冰山一角，我知道自己這輩子也不可能學完、學透，只求在自己的路上默默向前和大家一起研究。

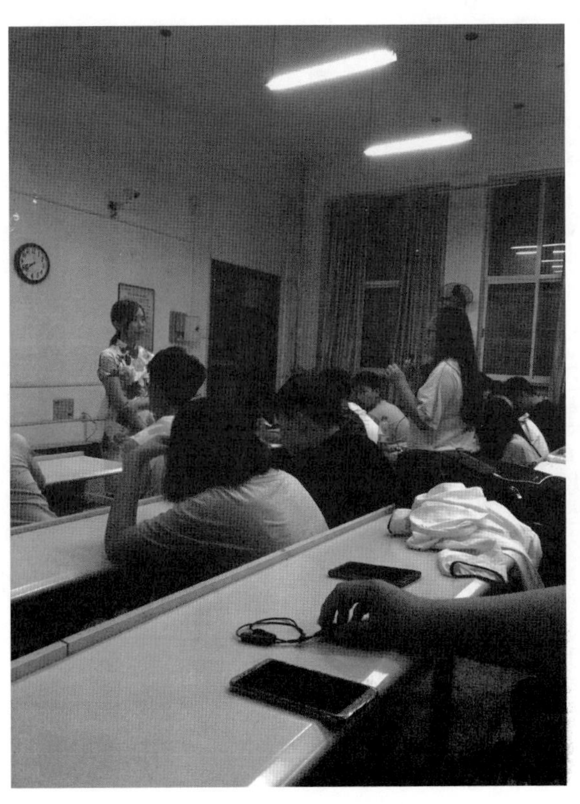

後記

在這裡我還想感謝在這條路上和我一路相伴的人。首先，我要感謝我的助教董香君和金鵬。

董香君老師和我一樣，是一個小孩的媽媽，當我找到她的時候，她的寶寶才剛滿一歲，由於家裡沒人可以幫忙照顧孩子，她正在做一個全職媽媽。為了和我一起做心理學，多少次她把孩子放到一邊讓孩子自己玩耍，而她去幫我整理資料和需要的東西。後來我們找到了一些好方法，就是我帶著我的寶寶去香君家裡，兩個孩子一起玩的時候，我們兩個一起工作，也是一副有意思的和諧畫面。印象很深的是，有一次做完線上活動，我才知道她闌尾炎發作，她一邊打點滴一邊線上上文字策畫活動，非常不容易。現在，我們的小孩都上了幼稚園，香君的身體也很健康了，我相信我們會更充沛地走下去。

助教金鵬最開始是我課程的一個關注者，前些日子香君統計課程參與情況時還笑著問我：「你猜參與度最高的是誰？」感謝金鵬在自己本職工作之餘開始無償地為我做網路宣傳工作，一次他和香君來到我家玩，我和香君聊天的時候，他一直在默默做網站，一直做到夜裡兩點多已經沒有回家的車。

這本書我都是在手機上寫作，並發給助教金鵬，他幫我編輯並檢查，然後發給助教董香君配圖。這才讓這本書這麼快地出版。

另外還要感謝我的催眠老師馬春樹博士一直鼎力支持我，感謝成功之道和計畫心理學院我的好友王彥博和朱慧玲對我不求回報的默默支持，感謝出版社徐學軍老師支持我寫這本書，感謝為我寫專家推薦的好友們。

感謝我的家人，在我寫書的日子裡默默支持我，幫我照顧孩子，做我強有力的後盾。

感謝讀書的你，能有那麼大的耐心看完我的十幾萬字。

感謝我自己，自從開始寫書，我放棄了開車轉而坐捷運，因為在捷運上我可以用手機寫書。我不放棄每個寫書的時間，在捷運上寫，在出差的火車裡寫，在咖啡店寫……因為寫書我不再玩社群軟體，也沒時間跟朋友互動，現在這本書寫完了，想想我又可以做一些無聊的事，心裡還是有滿滿的開心與期待。

但是，我仍然喜歡寫書，喜歡把我僅有的一些知識分享出去，如果幸運，我有機會再寫第二本，我會一如既往認真地完成。

這樣想來，我還真有很多關於催眠、關於心理學的話沒說完，那麼親愛的讀者朋友們，讓我們下一本再見吧。

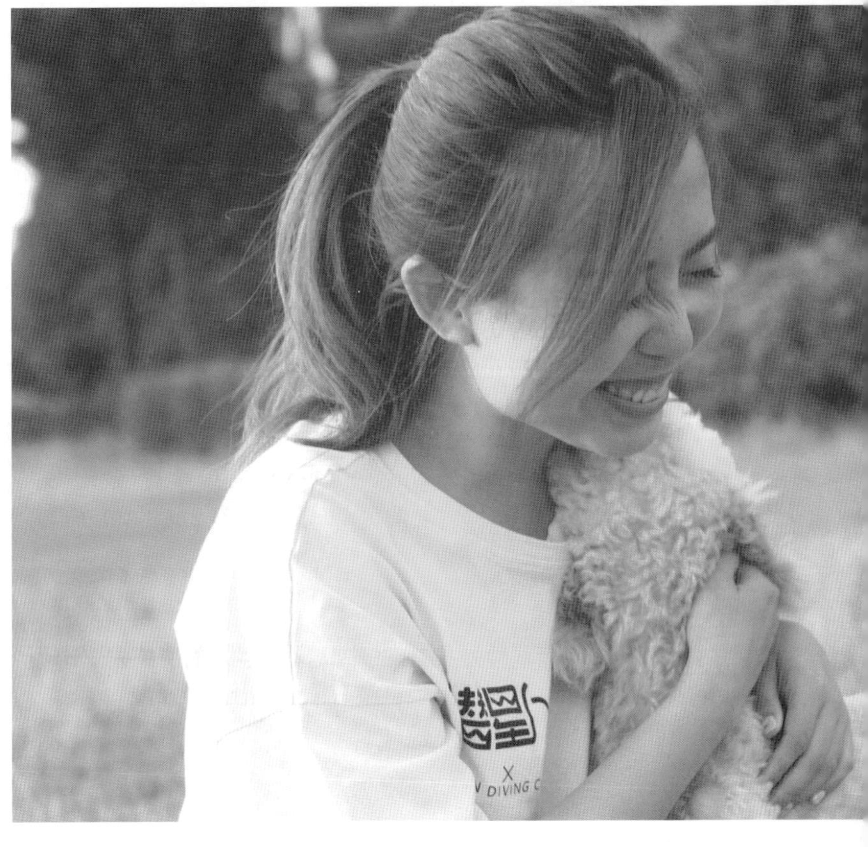
X
DIVING

國家圖書館出版品預行編目（CIP）資料

我是催眠師，不是仙姑 / 管玲 著 . -- 第一版 . -- 臺北市
: 崧燁文化發行 , 2020.1
面；　公分
978-986-516-311-2(平裝)

1. 催眠療法

418.984　　108022227

書　　名：我是催眠師，不是仙姑
作　　者：管玲 著
責任編輯：林非墨
發 行 人：黃振庭
出 版 者：崧燁文化事業有限公司
發 行 者：清文華泉事業有限公司
E-mail：sonbookservice@gmail.com
粉 絲 頁：https://www.facebook.com/sonbookss/
網　　址：https://sonbook.net/
地　　址：台北市中正區重慶南路一段六十一號八樓 815 室
Rm. 815, 8F., No.61, Sec. 1, Chongqing S. Rd., Zhongzheng Dist., Taipei City 100, Taiwan (R.O.C)
電　　話：(02)2370-3310　**傳　　真**：(02) 2388-1990

定　　價：330 元
發行日期：2020 年 1 月第一版